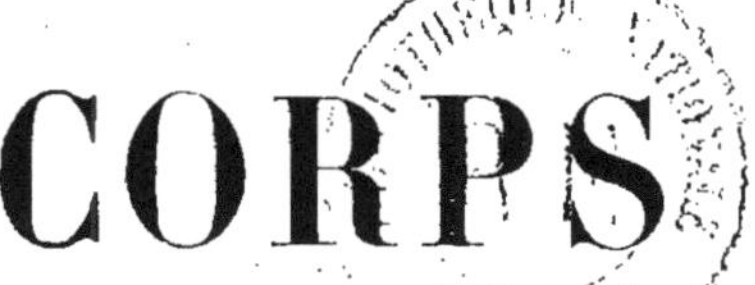

CONTRIBUTION A L'ÉTUDE

ANATOMIQUE, HISTOLOGIQUE ET PHYSIOLOGIQUE

DU

CORPS JAUNE

PENDANT LA GROSSESSE

(Plus spécialement chez la Femme)

PAR

Le Dr Maurice POTTET

ANCIEN INTERNE DES HÔPITAUX DE PARIS

———— ❈ ————

PARIS

G. STEINHEIL, ÉDITEUR

2, RUE CASIMIR-DELAVIGNE, 2

—

1910

CONTRIBUTION A L'ÉTUDE

ANATOMIQUE, HISTOLOGIQUE ET PHYSIOLOGIQUE

DU

CORPS JAUNE

PENDANT LA GROSSESSE

(Plus spécialement chez la Femme)

PAR

Le Dr Maurice POTTET

ANCIEN INTERNE DES HÔPITAUX DE PARIS

PARIS

G. STEINHEIL, ÉDITEUR

2, RUE CASIMIR-DELAVIGNE, 2

1910

A LA MÉMOIRE DE MA MÈRE BIEN AIMÉE

A MON CHER PÈRE

A MES GRAND'MÈRES

A MA COUSINE MADAME COULON

Très affeciueux hommage.

A M. le Professeur BAR

ACCOUCHEUR DES HÔPITAUX
MEMBRE DE L'ACADÉMIE DE MÉDECINE
CHEVALIER DE LA LÉGION D'HONNEUR

dont je n'ai oublié, ni la bienveillance, ni le savant enseignement.

Hommage de vive gratitude.

A M. le Professeur POZZI

CHIRURGIEN DES HÔPITAUX
MEMBRE DE L'ACADÉMIE DE MÉDECINE
COMMANDEUR DE LA LÉGION D'HONNEUR

Hommage respectueux.

Stage.

M. LE PROFESSEUR RECLUS (1899).
M. LE DOCTEUR BARTH (1900).

Externat.

M. le Docteur CLAISSE (1902-1903).
M. le Professeur TERRIER (1902-1903).
M. le Professeur WIDAL (1903-1904).
M. le Professeur HUTINEL (1904-1905).
M. le Docteur AUCLAIR (1905-1906).

Internat.

M. le Professeur POZZI (1906-1907).
M. le Professeur BAR (1907-1908).
M. le Docteur BRINDEAU (1907-1908).
M. le Docteur FUNCK-BRENTANO (1907-1908).
M. le Docteur POTOCKI (1907-1908).
M. le Docteur LEPAGE (1908-1909).
M. le Docteur BOUFFE DE SAINTE-BLAISE (1908-1909).
M. le Docteur RUDAUX (1908-1909).
M. le Docteur Jean-Louis FAURE (1909-1910).

A MES MAITRES DANS LES LABORATOIRES DE LA FACULTÉ :

M. LE PROFESSEUR FARABEUF (*in memoriam*).
M. LE PROFESSEUR HARTMANN.
M. LE PROFESSEUR PIERRE MARIE.
M. LE DOCTEUR DEMELIN.
M. LE DOCTEUR COUVELAIRE.

A MES AUTRES MAITRES :

MM. LES DOCTEURS AUG. BROCA, P. DUVAL, LEMIERRE,
LEQUEUX, DAUNAY, JAYLE, DARTIGUES.

A MES MAITRES DE L'INSTITUT PASTEUR :

MM. ROUX, BORREL, METCHNIKOFF, LEVADITI,
DELÉZENNE, BINOT (*in memoriam*).

A MES AMIS :

MM. LES DOCTEURS MAURANGE, SAUVAGE, BOIDIN,
ABRAMI, ALBERT, JOLTRAIN, HOVELACQUE, ROUX-
BERGER, CAZEAUX, JAMAIN, LEVANT, DELVAL.

INTRODUCTION

Le but de ce travail n'est point d'exposer tout ce qui a été écrit sur le corps jaune gestatif en général, ni même sur celui de la femme en particulier.

Nous nous proposons simplement de dire ce que *nous avons vu* en examinant une série de 22 corps jaunes gravidiques de la femme se décomposant ainsi : 1 grossesse de 6 semaines, 5 grossesses de 2 mois, 4 de 2 mois et demi environ, 4 de 3 mois, 1 de 4 mois, 3 de 9 mois, tant utérines qu'ectopiques. Quatre corps jaunes proviennent de femmes mortes de vomissements incoercibles et offrent un intérêt tout spécial. Les ovaires ont été détachés de pièces d'hystérectomies faites pour les raisons les plus diverses, ou recueillis immédiatement *post mortem* par autopsie. Toutes ces pièces ont été placées immédiatement dans des liquides fixateurs.

Nous essaierons de tirer de ces documents des conclusions physiologiques spéciales à la femme, nous serons d'ailleurs forcés, sur ce point, de faire de larges emprunts à la physiologie animale.

Dans le but d'étudier la sécrétion du corps jaune, nous avons appliqué la réaction de fixation à la vache en prenant son corps jaune pour antigène et cette étude nous fournira quelques données nouvelles.

Dès maintenant, nous tenons à remercier ici très vivement ceux qui ont facilité nos recherches en nous aidant à recueillir notre matériel d'étude, nos maîtres : MM. Pinard, Potocki, Lepage, Couvelaire, Proust, J.-L. Faure, Branca. Nos amis Cazeaux, Haller, Villette, Bachy, Vilhem, Sorel.

M. le professeur Pierre Marie a bien voulu nous ouvrir les portes de son laboratoire à la Faculté et nous lui en sommes très reconnaissant ; notre ami Clunet ne nous a pas ménagé ses conseils.

Tout spécialement, nous avons contracté une dette de gratitude envers M. Champy, préparateur à la Faculté, qui a bien voulu pratiquer des colorations délicates et interpréter nos coupes avec une compétence qui lui est reconnue.

Notre excellent ami, P. Abrami, s'est chargé de la mise sur pied des expériences concernant la réaction de fixation chez la vache, c'est un travail qui exige des qualités techniques toutes spéciales, nous lui exprimons ici toute notre affectueuse reconnaissance.

CHAPITRE PREMIER

ANATOMIE DU CORPS JAUNE GESTATIF

Nous étudierons les caractères macroscopiques du corps jaune gestatif dans la grossesse utérine, dans la grossesse ectopique, et nous signalerons les particularités qu'ils peuvent présenter dans certaines conditions pathologiques.

§ 1. — Corps jaune de grossesses utérines.

Au cours d'une autopsie ou d'une laparotomie sur le vivant, il est, en général, assez facile de reconnaître d'emblée l'ovaire qui contient un corps jaune gestatif, car cet ovaire est plus sphérique, plus volumineux que celui qui n'en contient pas. A la palpation, on a la sensation d'épaississement, d'enchâtonnement d'un corps étranger dans le tissu ovarique.

D'ailleurs, le corps jaune est parfois visible, soit qu'il affleure la surface externe de l'ovaire et fasse une légère saillie bosselée à sa surface, soit que, par transparence, sa coloration orangée tranche sur le reste du parenchyme.

Parfois, et nous l'avons observé à deux reprises, le corps jaune fait saillie à l'extrémité externe de l'ovaire qu'il allonge et déforme, étant à peine recouvert d'une mince lamelle ovarienne. Mais en règle générale, contrairement à ce qui est chez les mammifères — lapin, vache et particulièrement truie — le corps jaune est *inclus* dans l'ovaire. Néanmoins, il est facilement énucléable, et au cours de l'extériorisation d'une trompe gravide, nous l'avons vu, une fois, se détacher de l'ovaire à la surface duquel il était en relief et tomber dans le Douglas. Lorsqu'il est inclus, il suffit, après coupe longitudinale de l'ovaire, d'exercer de légères pressions pour l'en énucléer.

Le corps jaune *siège* le plus souvent au centre de l'ovaire ou peu s'en faut.

Sa forme générale est celle d'une sphère aplatie dans le sens de l'aplatissement de l'ovaire : cette sphère est souvent irrégulière et c'est ce qui rend un peu approximatives les mensurations qu'on peut faire du corps jaune.

Si l'on prend la *mesure* des deux grands diamètres de cet organe (longitudinal et vertical) on voit qu'ils varient entre 14 et 20 millimètres pour le premier et 15 à 18 pour le second, pendant les premiers mois de la grossesse, six semaines à quatre mois. Les dimensions nous ont paru un peu plus réduites dans le dernier mois de la grossesse, 2 à 4 millimètres en moins dans chaque dimension.

Ces chiffres ne peuvent avoir une précision rigoureuse, étant donnée la difficulté de mesurer exactement le diamètre maximum dans chaque sens, la malléabilité de l'ovaire, la nécessité de faire des coupes qui abîment la pièce pour l'examen histologique ultérieur.

Le seul côté intéressant de ces mensurations est de nous renseigner sur les dimensions comparatives du corps jaune périodique et du gestatif. Or Villemin cite comme chiffre pour les diamètres respectifs du premier 16 à 20 millimètres et 14 à 18 millimètres à la période d'état.

Il n'y a donc pas de différences sensibles entre les deux variétés. — Au point de vue médico-légal on ne peut donc affirmer la grossesse en se basant sur les dimensions d'un corps jaune dans une autopsie pour avortement où la muqueuse utérine serait dans une état de putréfaction trop intense pour permettre l'examen histologique.

Au cours d'une laparotomie où l'utérus ne présenterait pas de signes de grossesse nets, et, on en a signalé des cas, où le ventre ouvert, le diagnostic était hésitant; l'examen du corps jaune ne donnerait guère de renseignement plus précis. — Cependant si l'on admet avec Villemin que le corps jaune périodique atteint son plein développement au moment de l'apparition des règles, on peut dire en présence d'une femme qui n'est plus réglée et qui a un corps jaune bien développé qu'elle est « probablement enceinte (1) ».

Le *nombre* des corps jaunes correspond en général chez les mammifères à celui des fœtus. Chez la femme porteuse d'un fœtus on n'en trouve jamais plus d'un, situé indifféremment dans l'un ou l'autre ovaire. Nous n'avons pas eu l'occasion d'observer d'ovaires de grossesses gémellaires chez la femme. Chez une vache ayant deux fœtus nous avons vu deux corps jaunes ayant chacun un volume normal et tassés

---

(1) On ne peut dire « certainement », car après une période d'aménorrhée de 2 ou 3 mois, on pourrait par hasard se trouver en présence d'un corps jaune en période d'état précédant immédiatement de nouvelles règles.

l'un contre l'autre dans l'ovaire droit, qu'ils remplissaient presque entièrement. Dans un autre cas de gémellité, il y avait un ovaire par corps jaune.

La *coloration* des corps jaunes est d'un ton jaune orangé plus pâle que chez la vache et peut-être un peu moins accentué à la fin de la grossesse qu'au début.

L'*aspect* macroscopique du corps jaune varie suivant les périodes de son développement. Nous admettons avec Villemin qu'au début il n'est autre chose qu'un follicule de Graaf rompu, rempli par une hémorragie interne, plus tard il est constitué par un caillot central entouré d'une enveloppe périphérique. Le caillot sanguin est mou et présente une coloration accentuée sur ses bords, pénètre et est pénétré par la membrane d'enveloppe.

Dix jours après la rupture du follicule, le corps jaune, qu'il y ait fécondation ou non, arriverait à sa période d'état, il se présente alors sous forme d'une petite sphère orangée conservant en son centre une petite cavité remplie de sang en voie d'organisation, souvent de forme étoilée, mesurant 2 à 6 millimètres dans chaque sens.

Dans les derniers temps de la grossesse, c'est-à-dire vers le 8e et 9e mois; la cavité centrale est le plus souvent remplacée par un tissu grisâtre compact, dû à la résorption progressive du caillot central. Mais dans l'ensemble, à partir du moment où le corps jaune est constitué, il ne présente plus de modifications macroscopiques essentielles.

§ 2. — **Corps jaune de grossesses extra-utérines.**

Ils sont absolument identiques aux précédents, notons
que l'ovaire est souvent aplati; déformé par la tumeur ectopique est qu'il faut parfois lesculpter dans sa paroi; dans ces
conditions le corps jaune participe aux déformations de
l'ovaire qui le contient.

§ 3. — **Corps jaune de grossesses pathologiques.**

Ils peuvent être d'apparence normale dans tous les cas,
mais on a observé fréquemment des *kystes du corps jaune*,
dans les grossesses molaires; nous signalerons la présence
de kystes du corps jaune dans deux cas de vomissements
graves de la grossesse, et les décrirons à ce moment.

*
* *

Le seul point essentiel de l'anatomie macroscopique du
corps jaune gestatif, comme depuis longtemps d'ailleurs,
est le suivant : *le corps jaune gestatif est identique au corps
jaune périodique, il ne s'en différencie que par sa durée qui
est celle de la grossesse.*

CHAPITRE II

HISTOLOGIE DU CORPS JAUNE GESTATIF

Technique histologique. — Les pièces que nous avons recueillies ont été fixées dans le formol, le liquide de Branca, le sublimé, le liquide de Bouin et de Dominici. Les liquides osmiques ont été peu employés, ce qui ne permet pas l'étude des graisses.

Diverses colorations ont été utilisées ; de préférence elles ont été les suivantes : l'hématoxyline ferrique de Heidenhain avec triple coloration de Prenant, l'hématoxyline au perchlorure de fer de Weigert avec coloration ultérieure au Van Gieson, enfin la méthode de Curtiss au picro-noir naphtol.

Nous diviserons cette étude en trois chapitres :

1° *Étude du corps jaune dans les grossesses utérines normales* ; nous y adjoindrons les pièces de grossesses ectopiques, car le corps jaune n'offre aucune différence dans les deux cas. Cette étude comprendra la description du corps jaune au début de la grossesse, à sa période d'état et enfin à sa période de régression.

2° *Étude des modifications qu'on rencontre dans le paren-*

chyme ovarien et les follicules en dehors du corps jaune dans les grosesses normales et pathologiques.

3° *Étude du corps jaune de certaines grossesses patholo-giques* (vomissements graves ou incoercibles).

§ 1. — Étude du corps jaune dans les grossesses utérines normales.

a) **Le corps jaune au début de la grossesse de la femme.**

Beigel, Sobotta, Kreiss, Rabl ont montré qu'il n'existait aucune différence dans l'histogénèse du corps jaune provenant d'une ovulation suivie de fécondation ou de celui provenant d'une ovulation non suivie de fécondation.

Nous admettrons donc la description suivante, que Villemin donne de l'histogénèse du corps jaune non suivi de fécondation en l'appliquant au corps jaune gestatif.

« Chez la femme, le follicule dès qu'il est rompu, se présente sous forme d'une cavité de 2 centimètres environ de diamètre remplie de sang frais, percée d'un orifice circulaire ou étoilé. La paroi cavitaire est congestionnée, rose jaunâtre, plissée, et par transparence on aperçoit les vaisseaux parallèles à sa surface et situés au sommet de saillies formées par le plissement de la paroi.

Voici ce que montre une *coupe de la paroi* : à la face interne, c'est-à-dire regardant la cavité, on note la présence de nombreux leucocytes et de globules rouges. Des cellules conjonctives fusiformes disposées en strates concentriques limitent parfaitement la périphérie.

En dehors de ces cellules conjonctives, on trouve plusieurs assises épithéliales polyédriques à contours assez nets, mesurant de 6 à 8 μ. Leurs noyaux, ronds, présentent un réseau de chromatine assez épais et quelques-unes des figures de kariokynèse : ils sont plongés dans un protoplasma clair et non différencié. Les plus externes de ces cellules sont plus volumineuses, elles sont en contact avec des cellules conjonctives fusiformes en voie de division et quelques petits vaisseaux.

Leur noyau est clair, présente un fin réseau de chromatine et un nucléole. Quelques-unes ont un protoplasma sombre, où on trouve quelques gouttelettes graisseuses après fixation à l'acide osmique. Entre les cellules et le stroma ovarien, on trouve une couche formée de fibres conjonctives et des vaisseaux. Les plissements de cette paroi apparaissent plus nettement qu'à l'œil nu, ils sont tels qu'à de nombreux endroits la paroi se trouve adossée à elle-même.

Le plissement se traduit du côté interne par de nombreuses saillies paraissant déterminées par des poussées conjonctives venues de la surface externe. Ces saillies coiffent, en effet, des bourgeons conjonctifs qui renferment des vaisseaux assez volumineux. De ces bourgeons partent quelques ramifications conjonctives avec des petits vaisseaux qui s'étalent excentriquement et pénètrent les assises des cellules les plus externes. Autour de ces formations vaso-conjonctives, on voit de nombreux leucocytes, diapédèses et de petites cellules rondes.

A un stade plus avancé, l'orifice de rupture du follicule n'est pas cicatrisé, néanmoins on remarque un début d'or ganisation du sang en caillot surtout à la périphérie où il est légèrement adhérent avec l'ancienne paroi du follicule qui a augmenté d'épaisseur.

Les petites cellules conjonctives séparent alors le caillot des cellules à type épithélial et envoient entre elles quelques petits prolongements. Ces dernières sont devenues plus volumineuses et plus nombreuses, leur noyau a grossi également, présentant toujours un épais réseau de chromatine ; on voit encore quelques figures de karyokinèse. Le protoplasma est toujours clair et l'on n'y décèle rien de particulier. Les cellules les plus externes ont toujours le même aspect que précédemment.

Les prolongements conjonctifs partis du bourgeon primitif se sont accusés davantage, formant des travées qui tendent à découper la masse cellulaire en un grand nombre de boyaux parallèles et disposés radiairement.

On voit, en même temps, apparaître des capillaires surtout abondants à la périphérie et qui suivent la disposition radiée du tissu conjonctif.

Ces transformations s'accentuent de plus en plus. Les cellules à type épithélial atteignent des dimensions considérables 18 à 20 µ ; elles se disposent nettement en cordons limités par des fibrilles conjonctives parties de la périphérie et allant s'anastomoser avec les prolongements des cellules conjonctives du centre ; beaucoup d'entre elles sont entourées de capillaires. On ne voit plus dans les noyaux de figures de division. Ces derniers possèdent un réseau de chromatine finement divisée avec un ou deux nucléoles. Quelques-unes présentent un cytoplasme légèrement granuleux où l'acide osmique montre des gouttelettes graisseuses comme dans les cellules périphériques. C'est la fin du développement. »

Nous sommes environ au dixième jour après la rupture du follicule, désormais de deux choses l'une : ou la femme n'a pas été fécondée et la menstruation va apparaître et celle-ci terminée le corps jaune va entrer en régression, *ou bien la femme a été fécondée et le corps jaune subsiste pendant plusieurs mois ;* nous allons voir dans quelles conditions.

Avant d'étudier les caractères histologiques du corps jaune gestatif de la femme à la période d'état, il est intéressant de signaler les divergences d'opinions qui séparent les auteurs au sujet de son histogénèse pendant sa période initiale.

Tous, en effet, admettent que le corps jaune se développe aux dépens du follicule de de Graaf rompu, mais, le désaccord se montre lorsqu'il s'agit de préciser quelle es la partie du follicule qui intervient dans la genèse de la cellule lutéinique.

Trois théories sont en présence : théorie épithéliale, théorie conjonctive, théorie mixte.

1° THÉORIE ÉPITHÉLIALE. — Soutenue par Bischoff en 1842, Merckel, Funke, Pflüger, Wagner, Schulin, Call-Exner, plus tard par Cornil, Cohn étudiant la lapine, Hœpe chez le singe, Marshall chez la brebis, Stratz, Sandes chez les marsupiaux, Volker, Bellay chez le cochon d'Inde, Kreis chez la chauve-souris, Van der Stricht chez la chauve-souris et la chienne, Sobotta chez différents animaux ; elle se résume ainsi : *les cellules à lutéine se développent aux dépens des cellules épithéliales du follicule de de Graaf ou cellules de la membrane granuleuse.*

2° THÉORIE CONJONCTIVE. — Soutenue pour la première fois en 1827 par V. Baer, elle fut appuyée par Rokitansky, Spiegelberg, His, Kœlliker, Valentin, Swicke, Florinsky, Slavjansky, Henle, Créty, Paladino, Beulin, Gegenbauer et parmi les modernes : Nagel, Benckiser, Schottlænder, Holzl, Clark, Cristalli, Beigel ; elle se résume ainsi : *c'est dans la thèque interne, membrane conjonctive, que se forment les cellules à lutéine.*

Les transformations qui président à cette formation consistent dans l'apparition de cellules épithéliales de la thèque interne, dans la formation de vaisseaux dans celle-ci et dans la différenciation d'une membrane basale entre la thèque interne et la granuleuse, étudiée chez les animaux par plusieurs auteurs et par Slavjansky et Nagel chez l'homme.

Sobotta a montré que les auteurs précédents confondaient les follicules apirétiques et les corps jaunes, les premiers se formant bien aux dépens de la thèque interne (Bouin et Limon).

3° THÉORIE MIXTE. — *Les cellules lutéiniques proviennent tout à la fois des cellules de la granuleuse et des cellules de la thèque interne.* Schrœn, Waldeyer, Luscka, Stratz, Van der Stricht ont montré non seulement chez la chienne et la chauve-souris mais chez la femme, que les grosses cellules de la thèque interne donnent naissance à des éléments comparables aux cellules à lutéine proprement dite d'origine épithéliale et que bientôt on ne peut les distinguer les unes des autres.

Sobotta en 1906, et Loeb confirment l'origine des cellules lutéiniques aux dépens de la granuleuse. Bouin et

Anccl disent que l'augmentation de volume des cellules de la thèque interne qui prennent l'aspect d'éléments glandulaires et présentent des signes d'activité sécrétoire, provoque l'épaississement de la thèque interne dans l'hémisphère du follicule qui correspond au cumulus prolifère.

Niskoubina dans sa thèse, à laquelle nous renvoyons pour tous les détails concernant ce point spécial d'histogénèse, admet, en se basant sur des recherches personnelles sur la lapine, *que le corps jaune provient en majeure partie des cellules épithéliales et en beaucoup plus faible partie des grosses cellules de la thèque interne.*

Tout récemment Delestre a repris l'étude de cette question chez la vache et il écrit :

1° La thèque interne du follicule de de Graaf de la vache présente à considérer deux zones distinctes :

α) une zone profonde qui n'est séparée de la granulosa que par la mince membrane basale et qui se transforme peu à peu, au cours de l'évolution du follicule en une couche riche en tissu conjonctif collagène, la couche collagène interne.

β) une zone superficielle qui s'étend jusqu'à la thèque externe et comprend la majeure partie de la thèque interne, elle nous paraît être une réserve de cellules destinée, après la déhiscence, à former les cellules à lutéine du corps jaune.

En effet :

2° On retrouve dans le corps jaune la couche collagène interne hypertrophiée. Elle forme comme une véritable barrière entre la cavité tapissée par les restes de la granulosa et la substance propre du corps jaune. Cette dernière occupe donc la place qu'occupait dans le follicule la zone superficielle de la thèque interne.

Les cellules à lutéine de la vache tirent donc exclusivement leur origine de la thèque interne.

Mulon, faisant l'étude cytologique d'un corps jaune de femme enceinte de 4 mois et demi, écrit à ce sujet : « A la périphérie du corps jaune, où le long des travées qui s'enfoncent dans sa masse, venant du stroma ovarien, on remarque une seconde catégorie de cellules plus petites, plus régulières, nettement délimitées les unes par rapport aux autres, elles forment des amas étroitement tassés contre le tissu conjonctif, tantôt ces amas sont englobés de toutes parts par une lame conjonctive, tantôt et le plus souvent il y a continuité et transition partielle entre un de ces amas et les cellules de l'espèce plus haut décrits (grandes cellules irrégulières formant la presque totalité du corps jaune). Comme à Rabl (1), ces cellules m'ont fait l'impression d'être des cellules d'origine thécique en voie d'évolution vers le type cellule à lutéine, mais moins avancées dans cette évolution que les cellules plus centrales du corps jaune qui seraient d'origine granulosique.

« M. Bouin partage cette opinion sur l'origine mixte du corps jaune. »

Personnellement, nous croyons que chez la femme la cellule à lutéine provient de la thèque interne.

Ce qui montre bien que les cellules à lutéine tirent leur origine de la thèque interne, c'est que dans les corps

---

(1) Rabl examinant des corps jaunes de femme, admet que les cellules épithéliales du follicule et les cellules interstitielles de la thèque interviennent dans la genèse du follicule.

jaunes jeunes on aperçoit souvent encore des restes de cellules à lutéine desquamées dans la cavité centrale, que cette cavité centrale est généralement limitée par une membrane conjonctive — il serait peu ordinaire que des cellules épithéliales comme celles de la granulosa se missent à sécréter de la substance collagène. — Notons en outre la présence d'un réseau conjonctif dans l'épaisseur des cellules du corps jaune et presque entre chaque cellule. Enfin et surtout ce fait — que nous exposerons plus loin — qu'au moment de la grossesse, les cellules de la thèque des follicules jeunes se gonflent, prennent l'aspect lutéinique, que seules les cellules se modifient aussi, tandis que celles de la granulosa desquament et dégénèrent, nous semble très probant. C'est là qu'on peut saisir le phénomène le plus à son début. On voit d'ailleurs entre les cellules qui se gonflent, les fibres collagènes qu'elles avaient sécrétées alors qu'elles étaient simples cellules conjonctives.

Sur un corps jaune périodique de vache prêt à se rompre, un follicule observé par nous présentait une petite plage de cellules à lutéine visible à l'œil nu. Sur les coupes on trouvait *sous une granulosa normale* les cellules de la thèque qui se gonflaient, et semblaient se remplir d'enclaves. Or l'identité entre l'histogénèse du corps jaune périodique et celle du corps jaune gestatif est généralement admise.

En outre, il faut rapprocher les cellules à lutéine, des cellules interstitielles de l'ovaire et du testicule dont l'origine conjonctive prévaut de plus en plus.

Quand aux cellules en voie de transformation, ce sont

des cellules à noyaux plus gros et plus clairs que celui des cellules conjonctives. Leur cytoplasme gonflé renferme une sphère bien nette ; mais on trouve tous les intermédiaires avec les cellules conjonctives et encore un réseau collagène entre ces cellules.

b) **Le corps jaune gestatif de la femme pendant sa période d'état.**

Nous entendons par période d'état la période qui s'étend du moment où le corps jaune s'est formé aux dépens du follicule et a acquis ses principaux caractères histologiques jusqu'à celui où il entre en régression, c'est-à-dire vers le milieu de la grossesse.

Les corps jaunes dont nous donnons la description ci-contre correspondent à des grossesses de 6 semaines à 4 mois.

1° **Caractères microscopiques**. — Le corps jaune se compose de deux variétés d'éléments : 1° le tissu propre formé par les cellules à lutéine ; 2° le tissu de soutien qui comprend les travées conjonctives dépendant de la capsule fibreuse du corps jaune et les vaisseaux.

Le *tissu propre* est constitué par de grandes cellules ; cellules à lutéine, elles sont séparées par des travées de tissu conjonctif issues de la capsule fibreuse périphérique. On peut parmi ces cellules distinguer deux variétés reliées d'ailleurs par toute une série d'intermédiaires, ce sont :

α) Des cellules que nous appellerons *cellules à lutéine jeunes*, allongées, irrégulières plus ou moins étoilées, leur protoplasme qui est finement granuleux, leur donne un aspect assez sombre. Elles rappellent tout à fait par leur aspect général, les cellules conjonctives jeunes de certains tissus inflammatoires ou de certains sarcomes.

β) *Des cellules plus régulièrement polyédriques*, leur aspect clair est dû à la présence du grand nombre de vacuoles qu'elles contiennent.

Ces vacuoles proviennent d'ailleurs de la dissolution des lécithines ou des graisses, la lutéine en particulier.

Entre ces deux espèces, on trouve, avons nous dit, tout les intermédiaires, par exémple des celulles à protoplasma granuleux avec un petit nombre de vacuoles.

L'origine des cellules à vacuoles mérite d'être recherchée ; il semble bien qu'elles constituent la forme évoluée des cellules à lutéines jeunes. En effet, dans les corps jaunes de grossesses jeunes, grossesses de 6 semaines (n° 1), de deux mois (n° 2), grossesse ectopique de deux mois (n° 5), les cellules à lutéine jeunes apparaissent comme plus nombreuses que dans les grossesses de 2 à 3 mois ; mais les deux variétés cellulaires subsistent et coexistent toujours. Dans la pièce n° 8 (grossesse de 4 mois), les cellules à lutéine évoluées, cellules claires, prédominent très nettement. Il semble qu'à cette période de la grossesse se montre un ralentissement de la transformation d'une variété de cellules en l'autre.

Nous étudierons plus loin les caractères cytologiques de ces cellules.

Le tissu de soutien du corps jaune, tissu conjonctif, est très intéressant et mérite une étude de détail. A un faible grossissement, on voit que la membrane d'enveloppe est formée de fibres et de cellules conjonctives. Cette couche correspond au reste de la thèque. Elle est richement vasculaire. Il en part des tractus conjonctifs qui pénètrent à l'intérieur du corps jaune et s'y ramifient en fines arborisations qui se dirigent vers le centre du corps jaune et le divisent en colonnes radiaires ayant leur base à la périphérie. Ces travées contiennent des fibres collagènes et amènent avec elles les vaisseaux. Le réseau fibrillaire à réaction collagène qu'elles constituent dans tout l'organe, est extrêmement important, nous le retrouverons plus loin.

Enfin au centre du corps jaune on trouve un tissu fibreux lamelleux provenant de l'organisation du caillot fibrineux primitif qui a rempli le follicule.

Ce tissu renferme ou non du pigment, suivant sans doute que la rupture du follicule de de Graaf s'est accompagnée ou non d'une hémorragie.

En tout cas, jamais nous n'avons constaté la présence de pigment dans le tissu lutéinique pendant la période d'état du corps jaune gestatif de la femme.

2° **Étude cytologique**. — Les cellules à lutéine jeunes et les cellules évoluées renferment un gros noyau. Sa forme est plutôt ovoïde dans les cellules jeunes, plutôt arrondie dans les cellules âgées ; le nucléole a une forme arrondie ou bactéroïde.

Le protoplasma est finement granuleux ; dans les cellules évoluées il a un aspect réticulé, mais c'est en réalité un faux aspect réticulé dû à la disparition des enclaves et les fines granulations se retrouvent dans les minces travées qui séparent les vacuoles.

Dans les cellules vacuolaires existe généralement une plage où on aperçoit la sphère attractive avec ses deux centrioles, de fines granulations et quelques granulations irrégulières.

Dans les cellules à lutéine jeunes on aperçoit très bien la sphère attractive, elle est constituée par une masse plus sombre que le cytoplasme ordinaire renfermant deux corpuscules centraux très sidérophiles.

A côté des fines granulations cytoplasmiques on observe très fréquemment de grosses granulations irrégulières qui se colorent soit par l'hématoxyline au fer, soit par les couleurs acides (vert lumière) ; il existe très souvent une masse acidophile ou sidérophile arrondie située près du noyau, grosse environ comme un nucléole. On peut l'assimiler aux corps décrits sous le nom de parasomes (Henneguy), pyrénosomes (Vigier), plasmopyrènes (Champy).

Le cytoplasme renferme chez les grands mammifères et chez la femme deux substances différentes (Bianchi) : le pigment de lutéine et des granulations graisseuses. La lutéine appartient à la catégorie des substances graisseuses, elle est analogue au pigment qu'on trouve dans les jaunes d'œuf, dans le sang en petite quantité et dans le tissu adipeux.

Ce pigment est réparti uniformément dans le cytoplasme il est soluble dans l'alcool, l'éther, le chloroforme. On lui attribue une origine hématique par résorption du sang épanché à la suite de la rupture du follicule de de Graaf (Holm, Stœndler, Robin, Wirchow). Les granulations, colorées en noir par la méthode de Flemming, représentent le produit de sécrétion de la cellule lutéinique.

La nature de ces granulations est mal définie : Pinto en fait une substance colloïde transparente, Loisel leur trouvant les réactions microchimiques des lécithines les croit de nature lipoïdienne. Rabl confirme cette opinion.

Mulon a décrit chez le cobaye l'existence de corps osmophiles, formation filamenteuses en peloton, identiques quinze jours après leur formation aux formations des cellules surrénales du cobaye, les corps osmophiles seraient surtout abondants pendant la première moitié de la gravidité. L'imprégnation graisseuse serait d'après Mulon l'acte du fonctionnement de la cellule.

Fréquemment nous avons observé des filaments en bouquet dont l'aspect rappelle tout à fait l'ergastoplasma de Bouin et Garnier.

Regaud et Policard ont signalé des formations ergastoplasmiques dans le corps jaune du hérisson. Mulon chez le cobaye.

Mulon les a découvertes en outre le premier chez la femme gravide (ovaire de 4 mois et demi) dans les cellules les plus périphériques, les moins évoluées. A l'heure actuelle, on est en droit de penser que ce n'est probablement que la forme filamenteuse de l'appareil mitochondrial dont les petites granulations sont vraisemblablement la forme granuleuse (Champy). Ces filaments sont d'ailleurs nettement distincts par leurs réactions de colorabilité du réticulum conjonctif que nous allons décrire.

Quoiqu'il en soit la présence de ces filaments d'allure ergastoplasmique est pleine d'intérêt. Les formations ergastoplasmiques ont été considérées comme caractéristiques par leur présence dans une cellule, de sa fonction glandulaire (Prenant). Par ces constatations, la notion du corps jaune considéré comme glande à sécrétion interne recevrait une preuve plus profonde que celle qu'on pourrait tirer de son aspect général si identique à celui d'une glande à sécrétion interne (surrénale ou foie), ou de sa structure histologique considérée dans ses grandes lignes (orientation des vaisseaux et des colonnes cellulaires). Mais il faut savoir que l'état filamenteux des mitochondries correspond quelquefois à un état de repos cellulaire.

Le réticulum conjonctif. Il existe entre les cellules à lutéine et dans l'intérieur de leur cytoplasma un appareil réticulé qui présente les réactions de colorabilité du tissu collagène (vert-lumière dans la triple coloration de Prenant picro-bleu). Cet appareil est formé de grosses fibrilles bleues qui se ramifient entre les cellules et à l'intérieur même de leur protoplasme, les fines ramifications viennent souvent se terminer dans le voisinage du noyau. Elles cheminent dans les minces travées de cytoplasme qui séparent les vacuoles. Cet appareil réticulé semble moins développé dans les corps jaunes jeunes que dans les corps jaunes âgés.

Différentes questions se posent à propos de ce réticulum. Il s'agit en effet ici d'un curieux appareil de soutien intra et extra-cellulaire qui rappelle tout à fait l'appareil trophospongial décrit par Nils Holmgren dans différentes sortes de cellules. Cela n'est pas non plus sans analogie avec l'appareil réticulé décrit par Retterer dans le tissu musculaire et certains épithéliums. Il serait intéressant d'en connaître l'origine. N'est-il pas développé aux dépens des fibrilles conjonctives de la thèque interne qui séparaient les cellules conjonctives lorsque celles-ci se sont gonflées pour donner des cellules à lutéine. Ou bien, les cellules à

lutéine ont-elles gardé la propriété de fabriquer de la substance collagène. Cette dernière opinion paraît plus vraisemblable puisque le tissu réticulé augmente à l'intérieur
du corps jaune lorsque celui-ci vieillit.

Nous venons de décrire les fibres intercellulaires comme
étant de nature collagène; on ne peut être aussi affirma-
tif en ce qui concerne les fibres intracellulaires qui présentent certaines réactions du collagène mais pas toutes.
Ainsi, elles restent colorées par la laque ferrique, l'hématoxyline de Heidenhain, bien longtemps après que les conjonctives collagènes des travées intercellulaires sont déco-
lorées. Si l'on pousse plus loin la décoloration, les fibrilles
intracellulaires prennent le vert lumière dans la coloration
de Prenant comme le conjonctif lui-même. Elles se colorent bien par l'hématoxyline au vanadium de Heidenhain.
Ces réactions intermédiaires ne sont pas sans rappeler celles que présentent par exemple les myofibrilles du
muscle lisse. Mais le réseau intracellulaire du corps jaune
est bien plus grossier et à mailles plus larges que le réseau des myofibrilles.

Les *capillaires* du corps jaune sont extrêmement nombreux, ils encadrent chaque cellule suivant plusieurs de
ses faces ; cette disposition offre une analogie avec celle des
lobules hépatiques.

c) Évolution et involution du corps jaune.

Dès les stades jeunes (6 semaines) on trouve dans le corps
jaune des cellules à lutéine jeunes à côté de cellules évoluées.

D'autre part, on trouve constamment jusqu'à 3 mois des

formes de passages de l'une à l'autre variété. Enfin, vers le quatrième mois on ne trouve plus que des cellules évoluées.

Il semble donc que du premier au quatrième mois les cellules jeunes se transforment en cellules vacuolaires c'est-à-dire qu'elles se chargent de produit de sécrétion.

Le mécanisme par lequel ce produit de sécrétion est resté dans les vaisseaux reste mystérieux. Cependant il semble que la sécrétion se passe suivant un processus régulier et continu jusque vers le quatrième mois. L'excrétion doit être aussi assez régulière pendant ce temps. Il semble que les vaisseaux se développent d'une façon continue dans les corps jaunes du premier au quatrième mois et restent stationnaires à ce moment. Il faut aussi remarquer que les cellules jeunes sont plus fréquentes (au moins jusque vers l'âge de 2 à 3 mois) vers le centre du corps jaune et qu'au contraire on rencontre surtout les cellules vacuolaires à la périphérie.

Les vaisseaux dans leur développement doivent fatalement procéder aussi de la périphérie vers le centre.

d) Le corps jaune gestatif de la femme pendant sa période de régression.

Nous avons pu sur un corps jaune de 4 mois (pièce n° 8) constater les signes initiaux de la régression du corps jaune ; nous admettrons donc qu'au moins à partir de cette époque — sinon constamment — le corps jaune peut commencer à régresser et nous étudierons la période de régression du corps jaune du quatrième mois à la fin de la grossesse.

Malheureusement, il manque à notre collection les pièces qui correspondent au début de cette régression et nous n'en possédons que les termes extrêmes. Nous avons essayé de combler cette lacune en voyant ce qui se passe chez la vache à la même époque de la grossesse, mais il semble qu'au moins dans le détail les choses diffèrent chez la vache et la femme au point de vue que nous envisageons ici.

La pièce n° 8, grossesse de 4 mois, présente un aspect du corps jaune qui montre le début de la régression. Les cellules à lutéine jeunes ont disparu. La forme vacuolaire domine. Beaucoup de cellules renferment en outre des amas de granulations fixant l'hématoxyline ferrique ou l'acide picrique. Ces granulations semblent analogues à celles de la tuméfaction trouble et l'on trouve par place des cellules qui en sont littéralement bourrées et nous apparaissent comme étant en pleine dégénérescence.

Dans cette préparation, *l'appareil de soutien* conjonctif est également modifié. On observe surtout une hyperplasie du tissu conjonctif des grosses travées du tissu conjonctif qui entoure les vaisseaux, tandis que le réseau inter et intra-cellulaire semble plutôt en voie de régression. On le retrouve encore, mais il est difficile à mettre en évidence et ni le picro-bleu ni le vert-lumière ne le colorent.

La masse lamelleuse conjonctive centrale du corps jaune semble plus développée que dans les ovaires de deux ou trois mois et en certains endroits les lames conjonctives sont gonflées et épaissies ce qui donne un aspect rappelant déjà la membrane de Slavjansky.

Nous avons étudié 3 corps jaunes de la fin de la grossesse. Ces pièces proviennent : les n° 4 et 6 d'opérations de Porro faites au cours du travail, le n° 7, d'une femme morte de rupture interne.

La pièce n° 6 rappelle tout à fait la pièce n° 8 qui correspond à une grossesse de 4 mois et les signes de dégénérescence y sont à peine plus avancés.

Nous trouvons des cellules vacuolaires montrant par place des lésions de tuméfaction trouble. Le tissu conjonctif des grosses travées est très développé ainsi que le réseau intercellulaire qui se colore bien par le picro-bleu et se montre très épaissi avec une disposition radiée plus marquée que dans les corps jaunes jeunes. Le tissu conjonctif lamelleux de la cicatrice centrale est considérablement épaissi et présente en plusieurs points l'aspect ondulé et gonflé de la membrane de Slavjansky.

Pourquoi ce corps jaune est-il à peine plus régressé que celui de 4 mois ? Nous n'en trouvons aucune explication plausible dans l'observation clinique de ce cas. Cela semble en tout cas montrer que l'époque à laquelle le corps jaune entre en régression est assez variable, car il est inadmissible qu'une régression avec tuméfaction trouble qui est nettement commencée au 4ᵉ mois, soit encore au même point au 9ᵉ. La tuméfaction trouble et la sclérose qui l'accompagne sont des phénomènes autrement rapides. Les deux autres corps jaunes de la fin de la grossesse que nous allons examiner sont dans un état de sclérose bien plus avancée.

Il est donc probable que la régression peut débuter à une période variable ; il serait intéressant de savoir si certains symptômes n'accompagnent pas la persistance d'un corps jaune en période d'état au delà du temps normal. Cela ne pourra se faire que le jour où les observations cliniques des troubles fonctionnels pendant les derniers mois de la grossesse seront systématiquement faites dans les maternités, et où il sera possible par suite d'une intervention opératoire ou d'un décès non prévus de se procurer les corps jaunes correspondants.

La pièce n° 7 présente un mode de régression un peu particulier où plus exactement un incident dans le mode habituel de régression du corps jaune.

D'abord, la dégénérescence est bien plus avancée que dans la pièce n° 6. Toutes les cellules sont plus ou moins ratatinées et leur cytoplasme présente des signes non douteux de dégénérescence granuleuse. Le tissu conjonctif des grosses travées est gonflé, hyperplasié ainsi que le conjonctif intercellulaire ; au contraire, on ne trouve plus trace du réseau intra-cellulaire. Le conjonctif de la cicatrice centrale est très développé, il prend en plusieurs points l'aspect de membrane de Slavjansky. Il semble, comme dans la pièce n° 6 d'ailleurs que la sclérose procède surtout du centre à la périphérie et le tissu conjonctif de la cicatrice centrale paraît contribuer activement à ce processus.

Le point tout particulier de cette préparation est la présence de pigment dans les cellules à lutéine dégénérées. Ce phénomène s'observe, surtout à la périphérie du corps jaune là où les cellules sont encore un peu moins altérées que vers le centre. Cette situation du pigment est assez imprévue. Souvent en effet le pigment s'observe dans la cicatrice centrale des corps jaunes jeunes et cette situation s'explique aisément, le pigment provenant de la régression de l'hémoglobine du caillot sanguin qui se forme quelquefois lors de la rupture du follicule de de Graaf. Ici, la situation périphérique du pigment est plus difficile à expliquer, cependant ce pigment ocre provient certainement de la régression de sang épanché.

Il est intéressant de voir, et la pièce n° 4 nous en offre un exemple, que cette dégénérescence pigmentaire n'est pas constante et qu'à côté d'elle la dégénérescence du corps jaune par formation de grains amyloïdes est possible. Cette différence dans le mode d'involution d'une même espèce cellulaire tend à faire considérer que la variété de dégénérescence est d'importance secondaire et qu'elle dépend surtout des matériaux que la cellule trouve autour d'elle, suivant les circonstances de nutrition locale, lorsqu'elle est en situation de dégénérer :

Aussi, la présence d'hémoglobine ou de fer permettra la dégénérescence pigmentaire, dans d'autres conditions, inconnues d'ailleurs, il se formera de la substance amyloïdes. D'ailleurs, ce n'est nullement la présence du fer qui provoquera la dégénérescence pigmentaire, puisque le fer existe dans le corps jaune dès son début alors que celui-ci est en progression. Mais dès que la dégénérescence commence, et nous n'en savons pas la cause, elle prend dans certains cas le type pigmentaire grâce au fer qu'elle trouve à sa disposition dans d'autres conditions elle prend le type amyloïde. Il n'est pas sans intérêt, de constater dans une évolution régressive, ces modalités diverses, qu'on n'attribue généralement qu'à l'évolution progressive des cellules elles-mêmes.

Le corps jaune n° 4, présente dans la série actuelle les lésions les plus avancées.

Au milieu d'un tissu conjonctif périvasculaire très développé nous trouvons un tissu réticulé formant des alvéoles dans lesquelles se montre encore çà et là une cellule à lutéine très vasculaire extrêmement altérée. Ce tissu aréolaire a tout à fait l'aspect du tissu conjonctif : petites cellules à noyaux allongés et fibres colorées, mais il n'en a pas toujours les réactions de coloration. Aussi par la fuchsine orange de Henneguy, le tissu périvasculaire retient l'orange. Néanmoins, ce tissu se colore par le vert-lumière dans la coloration de Prenant.

D'ailleurs, l'aspect ramifié et anastomosé des fibrilles qui le constituent diffère de l'aspect du conjonctif habituel, il semble bien que ce tissu scléreux provienne de la régression du tissu réticulé inter et intra-cellulaire des cellules à lutéine. Dans les aréoles de ce tissu réticulé nous observons fréquemment aussi des corpuscules amyloïdes auquel il a été fait allusion précédemment. La cicatrice centrale est ici peu développée contrairement à ce que nous avons observé dans les autres corps jaunes du 9ᵉ mois.

La question se pose de savoir si la cellule à lutéine est capable de retourner à l'état de cellule conjonctive : nous avons en effet admis l'origine de la cellule à lutéine aux dépens de la thèque interne, et nous confirmerons cette opinion à propos de l'étude de l'ovaire, en dehors du corps jaune pendant la grossesse.

Dans les coupes 6 et 7, on observe des cellules à lutéine dont le noyau s'allonge et devient foncé, ce sont des noyaux qui entrent en picnose ou des cellules qui commencent à reprendre la forme conjonctive. Il faut bien remarquer que dans toutes ces préparations, il n'y a qu'un assez petit nombre de cellules qui présentent des signes de dégénérescence soit granuleuse soit pigmentaire, les autres semblent surtout être vides, avoir un cytoplasme réduit. Il ne serait pas étonnant que des cellules d'origine conjonctive soient capables de retourner à l'état conjonctif après avoir affecté pendant un temps la forme épithélioïde. Ce fait serait à rapprocher des observations faites par Champy sur les cellules interstitielles du testicule des batraciens. Comme les cellules qui nous occupent ici, elles sont d'origine conjonctive, annuellement elles retournent à la forme conjonctive pendant le temps de la spermatogénèse, tandis que pendant l'hiver et à l'époque des amours elles ont un aspect qui, de très près, rappelle celui du corps jaune. Leur fonction n'est d'ailleurs sans doute pas sans analogie (Ancel et Bouin).

Quelle conception convient-il en définitive de se faire du corps jaune gestatif de la femme d'après ces données histologiques.

Le corps jaune gestatif se forme aux dépens du follicule de de Graaf rompu, chez la femme, il semble que la thèque interne soit à l'origine de la cellule à lutéine qui serait par conséquent *d'origine conjonctive.*

Pendant les quatre premiers mois de la grossesse environ, il revêt tous les caractères d'une glande à sécrétion interne en pleine activité.

Cette notion se fonde : 1° sur la ressemblance histologique du corps jaune avec des organes reconnus comme glande à sécrétion interne : le corps thyroïde, l'hypophyse, le foie, les capsules surrénales, et à première vue des préparations de ces différents organes peuvent se confondre ; 2° sur la disposition même du tissu du corps jaune, constitué par des cellules épithéliales logées dans des mailles étroites de tissu capillaire ; 3° sur l'absence de canal excréteur et sur l'abondance des vaisseaux, ce qui est un bon caractère des glandes à sécrétion interne ; 4° sur la structure des cellules à lutéine. Elles possèdent des caractères glandulaires traduits par la présence d'enclaves dans leur cytoplasme et par l'état réticulé de celui-ci, par la rareté des figures de division qu'on y rencontre et, peut-être, par la présence de filaments en bouquet rappelant l'engastoplasme qui ne sont probablement qu'une forme de l'appareil mitochondrial.

Le corps jaune commence pour les classiques (Cohn-Fraenkel), *à régresser un peu avant le milieu de la grossesse et nous confirmons cette opinion.*

Néanmoins nous croyons possible des régressions plus tardives et nous avons constaté sur un corps jaune du dernier mois de la grossesse des caractères régressifs très peu avancées : cela varie vraisemblablement avec les espèces, et peut-être dans la même espèce. C'est une notion fort intéressante de voir, que le corps jaune de vache peut régresser très tardivement et rester fonctionnel bien plus tard que celui de la femme (1) et c'est un argument de plus

(1) Ce qui, d'après nos observations, différencie surtout le corps jaune de la femme de celui de la vache c'est non la structure histologique mais l'évolution. Les corps jaunes jeunes de la vache montrent de nombreuses cellules à lutéine jeunes irrégulières, allongées, foncées et d'assez rares cellules à lutéine, claires, vacuolaires, plus rares que chez la femme.

en faveur de l'étroite spécificité des glandes génitales. Si l'on peut conclure de l'étude du rein d'un chien à celui des autres mammifères, il est beaucoup plus dangereux de conclure de l'ovaire d'une espèce à celui d'une autre d'où la nécessité d'une étude directe de l'ovaire de la femme.

D'ailleurs, cette notion s'appuie sur des travaux précis concernant les glandes génitales mâles ou femelles. Citons, comme exemple, ce qui se passe pour la glande interstitielle si voisine du corps jaune par sa structure. Abondante dans le testicule de la grenouille verte, elle est nulle ou très réduite chez la grenouille brune où son évolution diffère totalement d'ailleurs (Champy), voici donc des variantes de race à race. On conçoit aisément à quelles erreurs une généralisation hâtive expose en pareille matière.

Nous pensons donc qu'il est d'un intérêt majeur de préciser directement, par l'examen de nombreuses pièces les conditions d'apparition du processus régressif du corps jaune gestatif humain.

Lorsque le corps jaune régresse, il présente essentiellement des signes de sclérose de la cellule glandulaire, du

Les cellules claires sont plus fréquentes à la périphérie du corps jaune que vers le centre. Les choses restent en cet état jusqu'au sixième mois environ. Dans les ovaires du huitième et du neuvième mois, au contraire, les cellules à lutéine jeunes sont très rares et les cellules claires nombreuses, mais elles ne sont pas dégénérées. Leur aspect correspond à celui des cellules d'un ovaire de femme de quatre mois. Le tissu conjonctif augmente, semble-t-il, du début à la fin de la grossesse, mais il ne semble pas aussi abondant que chez la femme. Le corps jaune de la vache paraît rester fonctionner en période active jusqu'au neuvième mois tandis que chez la femme, il dégénère beaucoup plus tôt.

C'est une notion fort importante que la variabilité de la date de la régression d'une espèce à l'autre et très en faveur de la spécificité des glandes génitales.

gonflement du tissu conjonctif des travées intercellulaires, avec disparition du réseau intracellulaire et développement intense du conjonctif de la cicatrice centrale.

Nous avons mis en évidence ce fait que le processus régressif pouvait revêtir différentes modalités : *dégénérescence amyloïde, par exemple, ou dégénérescence pigmentaire*, suivant les matériaux utilisables qu'il rencontre lorsqu'est venue pour le corps jaune l'heure de sa disparition.

Toutes les considérations précédentes s'appliquent au corps jaune des grossesses utérines et convient à celui des grossesses ectopiques qui n'en diffère point.

Si l'on compare le corps jaune gestatif et le corps périodique de la femme, il est facile de se rendre compte de l'identité histologique entre les deux glandes, et ce sont toutes les deux des organes transitoires passant par trois phases : phase de développement, phase d'état, phase de régression. On croyait autrefois légitime de distinguer les corps jaunes provenant d'une ovulation suivie de fécondation et ceux provenant d'une ovulation non suivie de fécondation ; le premier était : « le corps jaune vrai », *corpus verum*, le second « le faux corps jaune », *corpus spurium*.

Schauta, Sobotta, Kreiss, Rabl avaient déjà montré qu'il n'existe aucune différence morphologique entre eux. Seule la durée de leur évolution les individualise, *le corps jaune périodique évolue environ en un mois, le corps jaune de grossesse en neuf, la période d'état du premier est d'environ cinq à six jours, celle du second de trois à quatre mois au moins.*

§ 2. — Étude des modifications rencontrées dans les follicules et le stroma ovarien de la femme enceinte en dehors du corps jaune.

En examinant des coupes d'ovaires contenant des corps jaunes gestatifs nous avons remarqué certaines modifications des follicules de de Graaf et du stroma ovarien qui se rattachent directement aux modifications gravidiques du corps jaune et que nous croyons utile d'adjoindre à sa description.

a) *État des follicules de de Graaf qui seraient venus à maturité s'il n'y avait pas eu grossesse.*

Dans les ovaires de grossesses jeunes tant utérines qu'extra-utérines nous avons toujours trouvé des follicules de de Graaf à divers degrés de développement. Dans toutes les préparations une grande partie des follicules et surtout les follicules jeunes présentaient l'aspect suivant qui est type que dans la pièce n° 18 (grossesse de 2 mois).

Les cellules de la granulosa desquament le plus souvent en masse, pendant que les cellules de la thèque interne se gonflent considérablement tout en étant séparées par un lacis de fibrilles collagènes. Ce gonflement s'observe assez régulièrement tout autour du follicule surtout des follicules jeunes, quelquefois il est plus marqué à un pôle qu'à l'autre. Il n'est pas rare de voir participer à ce processus les cellules de la thèque externe (ovaire n° 1, grossesse de 6 semaines) par exemple et même les cellules conjonctives du stroma de l'ovaire.

Les cellules gonflées ont tout à fait l'aspect de cellules

à lutéine jeunes, on y observe une sphère attractive bien nette, un réseau inter et intra-cellulaire, des enclaves et même souvent quelques vacuoles. En même temps qu'elles se gonflent, ces cellules qui ont dans un follicule habituel une disposition tangentielle se disposent radiairement par rapport au follicule.

Ce gonflement des cellules de la thèque a été observé dans tous les ovaires de grossesses jeunes, même lorsque les cellules de la granulosa n'ont pas desquamé.

Dans les ovaires plus âgés (3 mois) on observe un état plus avancé du processus.

Les cellules de la granulosa ont souvent disparu, comme fondues dans le liquor folliculi et le follicule est entouré de cellules gonflées.

Des follicules jeunes sont oblitérés et remplacés par des travées de ces cellules gonflées.

Dans l'ovaire de 4 mois on ne trouve plus de follicules bien développés, seuls, les tout jeunes follicules ont persisté (ils sont caractérisés par la présence d'une seule couche de cellules folliculeuses) les gros follicules ne sont représentés que par des kystes entourés de cellules de la thèque interne gonflées.

Fait d'un intérêt tout particulier, *ces cellules sont atteintes de la même dégénérescence que celle qui frappe les cellules à lutéine du corps jaune* dans le même ovaire; comme celles-ci elles sont vacuolaires et comme vides.

La sclérose envahit d'ailleurs l'ancien follicule comme le corps jaune.

b) Dans les ovaires jeunes on observe fréquemment des plages de grandes cellules analogues à des cellules vasoformatives, mais analogues aussi aux cellules à lutéine, car, comme elles, elles possèdent : sphère attractive, ergastoplasme, appareil réticulé. — On ne peut les cataloguer avec certitude.

Souvent, elles forment des nodules assez compacts, ce qui semblerait indiquer qu'elles proviennent de cellules d'un follicule transformé.

Souvent, elles sont isolées, surtout à la surface de l'ovaire, ce qui semble indiquer qu'elles proviennent de cellules conjonctives isolées.

Dans les ovaires âgés correspondant au neuvième mois de la grossesse, on observe à nouveau des follicules normaux sans gonflement de la thèque. A côté, on trouve d'anciens follicules oblitérés à cellules gonflées. Les cellules présentent le même état de dégénérescence que les cellules du corps jaune, c'est-à-dire une sclérose très avancée.

Dans la pièce n° 4 (9ᵉ mois) on trouve de la dégénérescence granuleuse ; dans la pièce n° 7 (9ᵉ mois) mêmes lésions sans pigment toutefois ; dans la pièce n° 6 (9ᵉ mois) des lésions bien moins avancées comparables à celles de la pièce n° 8 (4ᵉ mois).

Les nodules de cellules ayant l'aspect de cellules vaso-formatives précédemment signalées sont également en voie de dégénérescence.

Le point intéressant de cette étude est la constatation de la régression des follicules jeunes au début de la grossesse qui se manifeste ainsi : gonflement des cellules de la thèque, transformations en cellules assez analogues à des cellules interstitielles ou à des cellules à lutéine, évolution parallèle de ces cellules à celles du corps jaune. Puis, régression à la fin de la grossesse, sclérose et finalement transformation de ces follicules atrétiques en une petite membrane de Slavjansky.

Ces phénomènes semblent particuliers aux follicules accompagnant une grossesse ; dans quatre ovaires provenant de femmes non gravides, nous n'avons jamais décelé de semblables modifications. Nous ne les avons jamais vu signalées d'ailleurs sans grossesse.

Il est logique de se demander si ces cellules gonflées de la thèque, si analogues d'aspect aux cellules interstitielles ou aux cellules à lutéine, sécrètent cette substance. La disparition des graisses dans nos préparations ne nous a pas permis de répondre à cette question. Il est néanmoins très vraisemblable, étant donné leur aspect général, que ces cellules, de même que les grandes cellules d'allure vasoformatives que l'on trouve dans le stroma, sécrètent quelque chose. Il est possible que l'adjonction de cette sécrétion à celle du corps jaune ait un rôle, mais nous tombons ici dans le domaine hypothétique pur.

En tout cas, ces phénomènes sont à rapprocher de ceux que Bard a classés sous le titre de phénomènes d'induction vitale, et cette tendance générale à la transformation lutéinique de l'ovaire gravide paraît bien rentrer dans le cadre qu'il en a tracé.

Notons d'ailleurs que cet aspect des follicules existe à la fois dans les deux ovaires ; il n'y a plus là un phénomène d'induction de voisinage comme le veut Bard, mais il est vraisemblable qu'il y a là un phénomène d'induction générale, la cause de ce phénomène (ce que Starling appelle une hormone) agissant activement sur le follicule rompu pour lui donner l'impulsion lutéinique qui en fait un corps jaune et plus faiblement sur le follicule jeune et sur les cellules du stroma qui ébauchent une transformation analogue.

Nous ne croyons pas, même si les cellules des follicules atrétiques renferment de la lutéine, qu'il soit possible par l'examen simplement macroscopique au cours d'une intervention sur le vivant de diagnostiquer grossesse ou non au cas où les signes fournis par le caractère de l'utérus feraient hésiter.

Au contraire, l'examen microscopique dans une expertise médico-légale, au cas où l'état de conservation des ovaires serait suffisant, celui de la muqueuse utérine ne l'étant pas, pour permettre un diagnostic rétrospectif de grossesse, pourrait peut-être présenter une certaine valeur en mettant en évidence les caractères particuliers du stroma et des follicules.

En résumé, corps jaune gestatif et périodique se ressemblent, mais l'ovaire gestatif présente des modifications d'allure lutéinique, des follicules de de Graaf et du stroma, qui lui sont spéciales.

§ 3. — Étude du corps jaune de certaines grossesses pathologiques (vomissements graves ou incoercibles).

Nous avons pu nous procurer 4 pièces provenant de femmes ayant succombé à des vomissements graves ou incoercibles de la grossesse.

Dans un premier cas (n° 19) il s'agissait d'une malade dont l'observation peut être résumée ainsi qu'il suit :

Femme B., 31 ans. *Antécédents héréditaires négatifs*. Femme ayant eu 4 grossesses dont la première, seule venue à terme, se termine en juillet 1900 par l'expulsion d'une fille bien portante. La seconde grossesse, en 1902, se termine par l'accouchement prématuré au 8° mois d'un enfant se présentant par le siège et mort pendant le travail. Les dernières, 1904 et 1906, se terminèrent à 4 mois et demi et à 5 mois par un avortement de cause inconnue. La malade dit *avoir vomi* à chacune de ses grossesses, le matin principalement surtout pendant la première où les vomissements durèrent pendant les 3 premiers mois.

En ce qui concerne la grossesse actuelle, les dernières règles datent du 15 au 18 janvier, la grossesse a évolué normalement pendant le premier mois; à ce moment l'appétit régulier devient capricieux, la digestion est cependant facile. Vers le 10 mars, les vomissements apparaissent, dès le début de leur apparition ils sont très fréquents et surviennent nuit et jour, la malade dit ne rien garder. L'amaigrissement apparaît et les vomissements persistent malgré l'absorption de diverses potions, des pulvérisations d'éther au creux épigastrique, l'ingestion exclusive de glace et d'eau.

Le 21 *mars*, la malade entre dans le service du professeur Chauffard, à Cochin ; régime : eau bouillie et glace, deux injections de sérum physiologique de 500 grammes, les vomissements continuent.

Le 25 *mars* au soir entrée à la clinique Baudelocque.

Le 26 *mars*, examen : femme très amaigrie, fatiguée, respiration courte, yeux excavés, langue sale au milieu, humide et rose sur les bords. Constipation habituelle. Ventre creux en bateau, squelette saillant sous la peau qui est trop large pour ce qu'elle contient et a un aspect de sécheresse tout particulier. Douleur épigastrique céphalée frontale. Poumons, cœur, foie normaux. Température 36°,8. Pouls à 104, petit, dépressible.

Poids 37 kgr. 5oo. *Examen obstétrical par M. le professeur* PINARD : utérus petit, col mou, grossesse de 2 mois et demi environ ; prescripitions : eau bouillie par petites quantités, lavement purgatif, injection de sérum de 25o grammes matin et soir. Les ingesta sont ainsi composés : eau bouillie, 5oo grammes par petites quantités, rejetées aussitôt ; les excreta : urines 5oo centimètres cubes, vomissements bileux, verdâtres ; le soir, la température est à 36°,8, le pouls est à 100. A 9 heures : o gr. 01 de morphine en injection sous-cutanée.

27 *mars*, matin. Température 36°,6, pouls 108. La malade a pu reposer la nuit, elle n'a rien pris et cependant a vomi un peu, la douleur épigastrique a diminué d'intensité. La malade se sent mieux, elle fait sa toilette elle-même ; à 9 heures et demie du matin, pendant l'injection de sérum, syncope brusque, mort ; tous les moyens mis en œuvre pour ranimer la malade sont inutiles.

Autopsie pratiquée le 28 mars par M. Cazeaux : Foie très congestionné : 1.400 grammes. Reins : 13o et 120 grammes ; très congestionnés. Rate : 170 grammes. Estomac rétracté. Poumons : deux tubercules au poumon droit avec légère infiltration. Cœur normal.

L'examen des ovaires est particulièrement intéressant, alors que l'un d'eux est d'apparence normale, l'autre est déformé par l'existence d'un kyste à paroi translucide du volume d'une grosse noisette ; il s'agit donc d'un *ovaire kystique*. En fendant l'ovaire dans sa longueur on voit qu'il s'agit soit d'un kyste ovarien, soit d'un kyste du corps jaune.

Ce kyste, à contenu citrin, présente une longueur de 2 cm. 6, une hauteur de 2 cm. 2, une profondeur de 1 cm. 8 ; il occupe les deux tiers du tissu ovarien et affleure le bord supérieur, le bord inférieur et l'extrémité externe de l'ovaire.

Le corps jaune gestatif n'apparaît pas dans cet ovaire comme une masse sphéroïde nettement séparée du tissu ovarien, individualisée comme on le constate dans la grossesse ordinaire, on ne se rend compte de son existence que par la présence d'une bande de tissu différent du reste de l'ovaire, très mince, aplatie le long de la paroi kystique surtout contre son bord interne et semblant le border. *Il s'agit en somme d'un corps jaune étiré, déformé par la présence d'un kyste voisin.*

L'étude histologique montre qu'il s'agit en réalité d'un kyste du corps jaune, la membrane conjonctive centrale qui limite le kyste est extrêmement développée.

La substance du corps jaune est comme comprimée, réduite en certains points à une couche mince de 1 millimètre à peine.

Il est intéressant de constater dans ce corps jaune des *lésions des cellules à lutéine* elle-même.

Elles ont l'aspect de cellules vides, aplaties, sans aucune activité sécrétoire, il existe dans le cytoplasme cellulaire des signes de dégénérescence granuleuse, on y constate de la cytolyse. La cellule à lutéine de cet ovaire ressemble à s'y méprendre à celle d'une cellule à lutéine d'un ovaire de grossesse normale arrivé à son dernier stade de regression et l'on ne saurait mieux comparer les coupes observées qu'à celles des ovaires n° 8 et n° 6 qui sont des pièces de grossesses du huitième au neuvième mois, et cependant ce corps jaune kystique provient d'une grossesse de deux mois et demi environ.

Le tissu conjonctif n'est cependant pas plus abondant que dans un corps jaune normal du même âge.

*Il s'agit en somme d'un corps jaune macroscopique-
ment altéré et présentant au microscope une cellule noble
dégénérée prématurément.*

Cette régression anormale est vraisemblablement due à
la compression exercée par la tension du liquide kystique,
exerçant une pression sur le corps jaune.

Accessoirement on peut se demander quelle est la pathogénie de ce kyste. S'est-il formé aux dépens des cellules
du corps jaune? Lorsque le follicule s'est refermé après
la ponte ovulaire, est-il resté dans sa cavité des cellules
de la granulose qui ont continué à sécréter du liquide
folliculeux ? Rien ne l'indique dans nos préparations.

Cependant, le liquide coagulé sur les coupes ressemble
au liquide folliculeux, mais on ne saurait en tirer une conclusion ; tous les liquides albumineux se présentent dans ces
conditions sous un aspect analogue.

Notre second cas a présenté les particularités cliniques
suivantes :

Femme S .. III pare de 29 ans ; premier accouchement en 1902, à la
clinique Baudelocque, garçon à terme, albuminurie à la fin de la
grossesse pendant un mois. Deuxième accouchement à terme (?)
en 1904, en ville ; les deux enfants ont été nourris au sein.

Cette femme dit avoir eu *des vomissements au début des grossesses antérieures.* Grossesse actuelle : les dernières règles ont
eu lieu du 23 au 28 octobre 1908 : l'entrée à la clinique Baudelocque le 27 janvier. Les vomissements ont commencé trois
semaines après le début des dernières règles, ils étaient peu
abondants, mais survenaient à tout moment et tous les jours ; la
malade ne prenait qu'un peu de soupe le soir et ne pouvait la
garder.

Le 6 janvier, un médecin prescrit le régime lacté et un

diurétique, les urines à ce moment sont déjà rares et foncées. *Le 27 janvier,* n'obtenant pas d'amélioration, la malade entre à la clinique Baudelocque ; à l'arrivée, le pouls est trouvé à 120 ; pas de fièvre. Au toucher : on trouve un utérus ayant le volume et le caractère d'un utérus gravide de 3 mois environ. L'état général est très bon ; l'amaigrissement ne paraît pas très considérable, bien que la malade dise avoir maigri de 15 kilogrammes. Traitement : 1 cuillerée à soupe d'eau bouillie toutes les demi-heures, un grand lavement qui ramène peu de matières.

28 janvier. — La malade accuse une douleur épigastrique légère et une céphalée frontale intermittente, le foie n'est pas perceptible à la palpation, il ne semble pas augmenté de volume, pas d'ictère, subictères des conjonctives, langue belle, humide. Urines foncées : 125 grammes, pas d'albumine. Vomissements : 540 grammes. Pouls : 104. Lavement purgatif qui donne issue à une assez grande quantité de matières. Même état jusqu'au 3 février.

3 février. — Céphalée frontale intense.

Urines recueillies : 250 grammes.

Vomissements, 960 grammes.

Le pouls est régulier, un peu faible, 92.

La teinte subictérique des conjonctives subsiste mais ne s'accuse pas davantage.

Régime : Eau bouillie, un lavage intestinal matin et soir.

4. — La céphalée est continue. Le facies est mauvais, les yeux excavés, on constate une teinte subictérique des téguments. Légère douleur au creux épigastrique.

Pas d'urines recueillies.

Vomissements : 520 grammes.

Pouls 96-100. Même régime, mêmes soins.

5. — La céphalée a diminué d'intensité. La teinte subictérique des téguments s'est dissipée.

La langue est belle, humide, le pouls à 88-92 bien frappé.

Urines : 350 grammes.

Vomissements : 460 grammes.

Toujours même régime, mêmes soins.

6. — La malade a dormi une partie de la nuit, bien qu'elle soit agitée. Pouls 92 bien frappé.

Urines: 250 grammes. Vomissements : 1.080 grammes.

Même traitement que les jours précédents.

7. — Urines : 500 grammes. Vomissements : 1.150 grammes. Toujours même traitement.

8. — La malade est somnolente, obnubilée, répond mal aux questions qui lui sont posées.

Pas de vomissements dans la nuit, pas de sommeil. Les lèvres sont sèches, on note de nouveau une teinte subictérique généralisée, plus accusée au niveau des conjonctives. Pouls à 80. Pas d'urines recueillies. Vomissements : 520 grammes, noirâtres, contenant du sang.

Ponction lombaire, liquide hypertendu, clair, pas d'éléments figurés.

Même régime, même traitement.

9. — Obnubilation complète qui persiste depuis la veille. La malade ne répond plus du tout aux questions. Pas de signe de Kernig, pas de raideur de la nuque. Réflexes normaux. Lèvres sèches, langue encore humide, pouls 88, bien frappé. Respiration calme.

La malade n'a pas uriné depuis la veille. La vessie est pleine et donne issue par le sondage à 1 litre d'urine transparente, couleur acajou, qui ne contient ni sucre ni albumine.

Pas de vomissements recueillis.

On note des phénomènes vaso-moteurs se succédant assez rapidement.

Le soir nouveau sondage : 450 grammes urine, claire, jaune ambré.

10. — Pouls : 80. M. Pinard donne l'ordre d'interrompre la grossesse. (Laminaire et ballon.) Examen à midi : Utérus mou, orifice externe largement ouvert. Le col est très perméable ainsi que l'orifice interne. Le numéro 45 des bougies d'Hégar est introduit facilement (M. Lacasse), laminaire numéro 22, mèches vaginales. La malade n'a pas réagi pendant l'interven-

tion. Le pouls n'est pas perceptible à la radiale, à la carotide 92, irrégulièrement frappé.

A 5 heures. La dilatation obtenue par la laminaire permet d'introduire les bougies d'Hégar, numéro 12, 13, 14. Le numéro 15 ne peut pas passer au niveau de l'orifice interne. On pose un ballon de 15 grammes.

La mort survient le 11 février à 4 heures du matin.

Autopsie. — Poids total : 61 kilogrammes. Foie : 1.280 grammes, muscade. Rein droit : 140 grammes ; rein gauche : 150 grammes. Rate : 100 grammes. Cœur : 220 grammes, gras. Poumon droit : 380 grammes ; gauche : 390 grammes. Tous ces organes sont macroscopiquement sains, sauf le foie et les poumons qui sont entourés d'adhérences pleurales très nombreuses.

Un des ovaires de cette femme est normal, l'autre présente comme dans le cas précédent un *kyste du corps jaune*. Sur une coupe de l'ovaire malade suivant son grand axe, on trouve un corps jaune mesurant en longueur 1 cm. 4, en hauteur 1 cm. 3, en profondeur 6 millimètres. — Mais au lieu de former une masse compacte il est creusé en son centre d'une cavité kystique qui l'occupe presque entièrement au point que le corps jaune n'est en réalité qu'une fine capsule d'une épaisseur moyenne de 2 à 3 millimètres entourant un kyste. Il se présente donc sous forme d'une mince bandelette écrasée entre le kyste central et le stroma ovarien.

Ce corps jaune, que l'histologie montre kystique comme celui du cas précédent présentait des lésions cellulaires absolument identiques : *dégénérescence granuleuse, cytolyse, cellules à lutéine en rétrocession prématurée.* Seul le tissu conjonctif est indemne. Les mêmes hypothèses que dans le cas précédent peuvent être faites sur la pathogénie de ce kyste. Mais le fait histologique à retenir est que, dans ce cas encore, le corps jaune, bien qu'étant celui d'une grossesse de 3 mois et demi environ, a la structure *corps jaune arrivé à sa régression complète* et qu'il est superposable à un corps jaune du neuvième mois :

Voici l'observation résumée de notre troisième cas :

Femme V..., 25 ans, antécédents héréditaires et personnels sans intérêt. Une première grossesse en 1908 se serait terminée par un avortement spontané de 3 mois, à la suite de *vomissements incoercibles*. Les dernières règles dataient du 15 au 19 juillet 1908 et 8 jours plus tard ont débuté les vomissements. La malade dit qu'elle vomissait tout ce qu'elle prenait, amaigrissement rapide, traitement par des potions calmantes sans régime. Les vomissements abondants, verdâtres, atteignaient un nombre de 30 par jour. Affaiblissement progressif, la malade ne pouvait marcher seule ni se lever. Vers la fin de septembre, avortement, suivi de curettage ; la malade reprend son travail au bout de trois semaines.

Grossesse actuelle : la date des dernières règles est du 17 au 22 septembre 1909. Huit jours après, début des vomissements moins abondants que la première fois cependant ; la malade garde en effet quelques aliments, puis peu à peu les vomissements augmentent de nombre. Depuis quinze jours, la malade ne peut plus rien supporter ; elle garde le lit, s'affaiblit et maigrit considérablement ; l'état de la malade empirant, elle entre le 12 novembre 1909 à la clinique Baudelocque.

Du 13 *novembre* au 21 *novembre*, la malade vomit environ de 100 à 400 grammes avec des variantes quotidiennes, elle absorbe plus d'un litre de liquide (lait et eau d'Evian) par jour et son poids, qui, le 15 novembre, était de 51 kilogrammes est de

52 kgr. 250 le 19 novembre, le 20 l'état s'améliore encore et le 21 novembre la malade ne vomit plus.

Cette amélioration cesse le 27 *novembre* date à laquelle les vomissements reparaissent 5 à 6 fois par jour, ils ne dépassent cependant pas 100 grammes par jour.

Le 29 *novembre*, l'état général est moins bon ; vomissements : 600 grammes.

Le 30 *novembre*, 4 heures soir, frisson, la malade est très agitée. Elle vomit 500 grammes d'un liquide noirâtre, pouls 118. Facies très amaigri.

Eau d'Evian : 250 grammes. Urines : 500 grammes. Vomissements : 650 grammes. Poids : 46 kgr. 250. Mauvais état général.

1ᵉʳ *décembre*, 10 heures matin. Examen de M. Pinard. Le pouls est très irrégulier, il varie à chaque quart de minute. M. Pinard prescrit de le prendre toutes les heures.

> Pouls : matin, 11 heures, 112 ; soir, 1 heure, 114.
> midi, 114 ; soir, 2 heures, 116.
> 3 heures, 122 ; 4 heures, 120.
> 5 heures, 120 ; 6 heures, 136.
> 7 heures, 134 ; 8 h. 40, 160.

La malade est très agitée Une demi-piqûre de morphine la fait sommeiller jusqu'à minuit.

2. — M. Pinard ayant examiné la malade décide d'interrompre la grossesse.

A midi. M. Lacasse pose une laminaire n° 22.

Urines, 250 grammes ; vomissements, 300 grammes.

> Pouls : matin, 1 h. 15, 160 ; soir, 3 heures, 136.
> 3 h. 15, 160 ; soir, 4 h. 30, 140.
> 5 heures, 140 ; soir, 6 heures, 144.
> 7 heures, 134 ; 8 heures, 160.
> 8 heures, 138 ; 10 heures, 160, agitation ;

9 heures, 140, piqûre morphine.
10 heures, 140; minuit, 148.
11 h. 30, 150.

3. — A midi, M. Lacasse extrait la laminaire.

L'orifice interne n'est pas assez dilaté pour permettre l'introduction d'un doigt. Il pose aussitôt un ballon de Champetier de 50 grammes.

Pouls : matin, 2 heures, 146 ; soir, 2 heures, 160.
3 heures, 160; soir, 4 heures, 144.
7 heures, 158 ; soir, 6 heures, 154.
9 heures, 158 ; soir, 7 heures, 166.
11 heures, 160.

De midi à 7 heures soir, la femme n'a plus vomi.

A 7 heures soir, M. Lacasse extrait le ballon posé. Le col est alors perméable à un doigt et l'évacuation de l'utérus est pratiguée.

Injection intra-utérine prolongée, la malade ne vomit plus. On lui fait 350 grammes de sérum, à 9 heures soir, le pouls varie de 140 à 170. La malade est agitée, on lui fait une demi-piqûre de morphine, elle repose jusqu'à minuit.

A minuit, nouvelle agitation. Les extrémités sont froides ; on réchauffe la malade à l'aide de boules d'eau chaudes et de compresses chaudes.

Le pouls radial n'est plus perçu. On compte 160 pulsations à la fémorale.

4 *décembre.* — 1 heure matin, agitation extrême. Le pouls diminue jusqu'à n'être plus perçu à la fémorale.

La mort survient à 3 h. 50 du matin.

Autopsie : Poids du corps, 42 kilogrammes ; foie, 1010 grammes, reins, 160 grammes ; rate, 120 grammes ; cœur,

210 grammes ; poumons, 400 grammes chacun. Cerveau normal.

Tous ces organes sont macroscopiquement sains.

Le corps jaune de cette malade présente des lésions très différentes de celles que nous avons relevées dans les deux cas précédents.

Le corps jaune un peu augmenté de volume n'est pas kystique et le tissu conjonctif de la cicatrice centrale forme un nodule plein. Par contre, il est le *siège d'une véritable apoplexie*. Les vaisseaux sont extrêmement dilatés dans tout le stroma ovarien, mais cette dilatation atteint son maximum, dans le corps jaune. En maints endroits la paroi vasculaire est rompue. Il y a une véritable hémorragie interstitielle de tout le corps jaune.

L'hémorragie est surtout marquée à un pôle du corps jaune, l'autre pôle est simplement congestionné.

Les cellules à lutéine, de ce fait, baignent dans le sang. Elles présentent des signes non douteux de *dégénérescence granuleuse* assez avancée. Çà et là on voit des cellules complètement détruites ne laissant à leur place qu'un nodule picnotique. La cavité centrale du corps jaune est assez grande sans être de taille anormale. On ne rencontre pas de pigmentocre et ce fait prouve que l'hémorragie n'est pas très ancienne. Néanmoins le soin avec lequel les ovaires ont été recueillis ne permet guère de penser qu'il s'agisse d'une hémorragie traumatique et d'ailleurs cela ne pourrait expliquer les signes de dégénérescence granuleuse des cellules à lutéine.

Nous serions donc disposé à admettre qu'il s'agit d'une dégénérescence cellulaire coïncidant avec le début des vomissements incoercibles sur laquelle est venue se greffer secondairement un processus apoplectiforme terminal.

Signalons enfin dans l'ovaire opposé le gonflement des cellules de la thèque des follicules jeunes que nous croyons si particulier à l'état de grossesse et que nous rencontrons dans les ovaires pathologiques comme dans les normaux.

En outre, ces follicules présentent eux aussi comme le corps jaune des lésions apoplectiformes.

Notre quatrième observation peut s'intituler ainsi :

Vomissements graves de la grossesse. Dermatose autotoxique chez une femme atteinte de goitre exophtalmique. Interruption de la grossesse, mort.

Il s'agit d'une femme de 28 ans dont les antécédents familliaux sont négatifs.

La femme n'a jamais été malade jusqu'à 20 ans. Réglée à 17 ans et demi, très régulièrement, règles très peu abondantes, durant 2 jours.

A l'âge de 20 ans, symptômes chlorotiques, pâleur de la face et des muqueuses, tendance aux syncopes. Les règles sont suspendues pendant 3 mois, il survient des palpitations qui ne s'étaient jamais montrées auparavant, dyspnée d'effort. Les palpitations ont persisté depuis. La femme est très nerveuse.

Le 28 *mars* 1909, avortement de 2 mois, pas de vomissement pendant cette grossesse, métrorragies consécutives pendant 3 mois. Lorsque la femme se relève, et recommence à s'habiller, elle remarque que ses cols la gênent et la serrent ; son attention est attirée sur son cou et elle remarque qu'il est augmenté de volume à la partie antérieure. Sa mère, qui ne l'avait pas vu depuis deux ans, constate au mois d'août 1909 que ses yeux sont saillants. L'hypertrophie cervicale augmente progressivement et régulièrement.

Grossesse actuelle. — Dernières règles 9 au 11 octobre 1909. Aucune modification dans l'état général jusque vers le 15 mars 1910. La tumeur cervicale n'a pas subi de modification, ni l'exophtalmie.

Depuis le 15 *mars*, apparition de *vomissements très fréquents* (7 à 8 par 24 heures), la femme ne peut garder aucun aliment, même liquide, et ne suit aucun traitement.

Depuis la même époque, céphalée frontale peu accusée, mais épigastrique très vive, en même temps, diminution notable de la quantité des urines, constipation.

L'amaigrissement fait de rapides progrès. La femme qui pesait 62 kilogrammes à la fin de l'année 1909, pèse 44 kilogrammes le 30 avril 1910.

Depuis l'apparition de l'hypertrophie cervicale, la femme a par moment de la raucité de la voix et du tremblement.

L'affaiblissement persistant, elle vient le 29 *avril* à la consultation, elle est reçue à la clinique.

Examen du 29 *avril*. Assez bon état général, facies un peu fatigué cependant. Les masses musculaires ont un volume normal.

On est aussitôt frappé par l'hypertrophie de la région cervicale, goitre très apparent. Le corps thyroïde est hypertrophié en totalité ; peut-être un peu plus sur le lobe gauche. Sa saillie est très appréciable à la palpation, il est animé d'un frémissement vasculaire très marqué, coïncidant avec la systole cardiaque.

Exophtalmie peu marquée, mais cependant nettement appréciable.

Réflexes lumineux conservés, pas de rétrécissement du champ visuel. Réflexes rotuliens et du poignet abolis.

Depuis une quinzaine de jours, apparaissent, à la partie antérieure du thorax, de petits placards érythémateux. Ils occupent toute la face antérieure du thorax, et sont symétriquement disposés, depuis le sillon sous-mammaire jusqu'à la clavicule. Ils sont le siège d'un prurit intense. On remarque 2 ou 3 petits placards semblables sur la face antérieure de l'abdomen, sur la ligne médiane au-dessus de l'ombilic.

Examen du cœur : La région précordiale est soulevée par les battements cardiaques ; au palper, frémissement cataire systolique. A l'auscultation souffle systolique. Poumons normaux.

Examen obstétrical. Utérus dont le volume correspond à une grossesse de 2 mois environ, en antéversion de consistance normale pour un utérus gravide. A l'entrée, le pouls est à 120, la température à 36°,8, la langue est humide, les urines sont claires et sans albumine.

Le 26 *mai*, en présence du mauvais état général et de la fréquence du pouls, M. Pinard décide d'interrompre la grossesse.

A midi, on pose une tige de laminaire n° 18. L'état général reste grave. Depuis le 30 avril, le taux des urines a oscillé entre 500 et 1.000 grammes, le liquide ingéré étant de 1.500 grammes environ par jour. Dans les derniers jours les vomissements ont disparu, en même temps que le pouls oscillait entre 130 et 144.

Le 27 *mai* extraction d'un fœtus pesant 100 grammes mort à 8 h. 15 du soir, avec un pouls incomptable.

A l'autopsie. Cerveau 1.250 grammes, cervelet 170 grammes, foie 825 grammes gras et petit. Poumons 450 grammes, légère adhérence pleurale au sommet droit. Reins 220 grammes chacun. Rate 190 grammes, cœur 300 grammes. Corps thyroïde 50 grammes.

Les ovaires de cette malade sont petits, ratatinés, d'apparence scléreuse. — Celui qui contient un corps jaune présente un sclérose très nette. — Le corps jaune est très diminué de volume beaucoup plus petit que les corps jaunes normaux de même âge. Microscopiquement il offre les lésions de dégénérescence de la cellule à lutéine que nous avons décrites dans les autres corps jaunes pathologiques et dans l'ensemble rien d'important à signaler ne l'en différencie.

Toutefois, il faut remarquer une prolifération très nette

et abondante du tissu conjonctif, telle que la masse du tissu conjonctif l'emporte sur celle des cellules à lutéine qui sont étouffés par lui.

Voici donc dans quatre cas de vomissements graves terminés par la mort, des lésions indiscutables du corps jaune gestatif.

Macroscopiquement dans deux cas il s'agit de *kystes du corps jaune* qui ont refoulé et comprimé le tissu lutéinique, dans un autre il existe une véritable *apoplexie* ovarienne plus spécialement intense au niveau du corps jaune dans le dernier cas, le corps jaune comme tout l'ovaire, est *petit et scléreux.*

Microscopiquement une lésion fondamentale se retrouve dans tous; la dégénérescence, la cytolyse, la régression prématurée de la cellule à lutéine, cellule glandulaire qui est normalement d'une grande activité sécrétoire dans les grossesses jeunes.

Ces corps jaunes sont en quelque sorte vieux avant l'âge. Dès lors, il est logique de les considérer comme atteints d'insuffisance fonctionnelle grave, puisqu'ils ont la structure histologique de ceux qui fonctionnent peu ou point : les corps jaunes de la fin de la grossesse normale.

Tels sont les faits.

Peuvent-ils servir de base définitive à une théorie pathogénique nouvelle des vomissements graves de la grossesse et éclairer d'un jour plus lumineux le mécanisme des accidents d'auto-intoxication gravidique.

C'est ce que nous étudierons au chapitre suivant après avoir résumé ce que nous savons actuellement de la physiologie du corps jaune gestatif normal.

CHAPITRE III

PHYSIOLOGIE DU CORPS JAUNE GESTATIF

Une série de questions se posent à propos du rôle physiologique du corps jaune gestatif.

1° Le corps jaune se présentant histologiquement comme une glande à sécrétion interne, est-il démontré que cette sécrétion interne existe, et quelle est la substance sécrétée ?

2° Le corps jaune joue-t-il un rôle dans la préparation de l'utérus à recevoir l'œuf, contribue-t-il ou non à la fixation de celui-ci ?

3° Le corps jaune tient-il sous sa dépendance l'évolution de l'œuf normal et pathologique, dans quelles limites ?

4° L'action du corps jaune se fait-elle sentir pendant la grossesse sur l'organisme maternel tout entier ?

5° Si oui, n'y a-t-il pas un rapport entre le corps jaune et l'existence de certains phénomènes morbides, au cours de la grossesse, dont le type est le vomissement incoercible, phénomène d'auto-intoxication.

Ce sont ces différents points que nous allons étudier successivement.

§ 1. — La sécrétion interne du corps jaune existe-t-elle et quelle est la substance sécrétée ?

La théorie qui fait du corps jaune gestatif une glande à sécrétion interne est faite de l'analogie histologique du corps jaune gestatif et du corps jaune périodique. Or, il semble bien que celui-ci ait une sécrétion interne puisque la castration qui le supprime (et chez la femme la glande interstitielle, cause possible d'erreur, n'est pas) est suivie d'une série de troubles bien connus. Les résultats des greffes ovariennes lorsqu'ils sont positifs confirment cette manière de voir.

Elle repose ensuite avant tout sur les expériences classiques de Fräenkel au cours de la grossesse que nous citerons plus loin, et qui montrent que la suppression du corps jaune au moins dans les débuts de la grossesse amène chez la lapine l'arrêt de la grossesse. Or, il ne peut agir sur l'œuf que par sa sécrétion interne.

D'autre part, une série de recherches physiologiques ont été entreprises dans le but de montrer l'existence d'un principe actif sécrété par l'ovaire.

Ce sont toutes celles qui ont été réalisées par les injections d'extrait de corps jaunes, que nous discuterons d'ailleurs dans un autre chapitre (Lambert, Villemin, Livon), ou par la recherche d'anticorps cytolytiques vis-à-vis des cellules à lutéine (Fräenkel, Lichvitz, Birnbaüm).

On cherchait parallèlement à définir cliniquement la substance sécrétée ; pour Poehl et Routh, c'est une spermine, alcaloïde d'une grande activité, agissant comme ferment d'oxydation indirecte des produits de déchets et comme destructeur des toxines autonomes ; pour Ferenczi, il s'agirait d'une « ménotonine », substance produisant le dédut de la menstruation. La seule notion précise que nous possédions à l'heure actuelle sur ce point est que la *substance sécrétée appartient à la catégorie des substances grasses ou lipoïdes ; c'est probablement une lécithine.*

En somme, c'est indirectement par les données de l'histologie (caractères glandulaires) de la clinique (troubles dus à la castration, greffes) et de l'expérimentation (arrêt de la grossesse après castration) que s'établit la notion de l'existence d'une sécrétion interne de l'ovaire ; jamais le microscope n'a permis de constater le passage d'un produit de sécrétion glandulaire de la cellule dans un capillaire, pas plus que la chimie n'a défini rigoureusement ce produit.

Dans ces conditions, *nous avons pensé qu'il ne serait* pas superflu *de démontrer la présence dans le sang d'une substance spécifique sécrétée par le corps jaune chez un animal pourvu de cette glande.*

Pour cela, nous avons utilisé la méthode de Bordet-Gengou ou de la déviation du complément — en partant de cette hypothèse qu'une sécrétion humorale passagère comme celle du corps jaune devait provoquer l'apparition dans le sang d'un anticorps spécifique, comme cela est prouvé pour tout élément étranger, toxine, microbe, introduit dans l'organisme.

Déceler l'anticorps par la réaction de fixation, c'était du même coup démontrer l'existence dans le sang de la substance sécrétée correspondante.

Choix d'un animal d'expérience. — Nous avons songé à étudier d'emblée la réaction de fixation chez la femme, mais nous nous sommes heurté à une difficulté matérielle : en effet, voulant prendre comme antigène du corps jaune de grossesse — notre travail portant sur le corps jaune gestatif — il nous a été, au moment de faire ces expériences, difficile d'en obtenir, d'autant qu'il nous fallait du corps jaune gestatif normal et des premiers mois, car, nous ne savions pas alors si du corps jaune périodique de femme pouvait le remplacer malgré les analogies histologiques qui les relient. Nous n'avons pas osé, pour ces expériences de début, employer du corps jaune de grossesse ectopique, dans la crainte d'une erreur possible et nous avons tenu à nous placer dans des conditions d'expérience indiscutables en prenant du corps jaune de grossesse utérine.

Aussi avons-nous choisi provisoirement comme animal d'expérience la vache, mammifère portant neuf mois comme la femme, dont le corps jaune évolue sensiblement de la même façon. Nous avons pratiqué la réaction : 1° sur des vaches gravides et non gravides chez qui nous avons préalablement constaté l'existence d'un corps jaune en pleine évolution ; 2° sur des animaux dépourvus de corps jaune, bœufs et veaux, afin d'établir une contre-épreuve. Le sang recueilli dans des tubes a été pris à la carotide et porté à la glacière dans un délai maximum d'une heure et demie.

Technique de la réaction de fixation. — La réaction de fixation a été effectuée de la façon suivante :

1° *L'antigène* : il est constitué par un extrait total, dans l'eau chlorurée à 9 p. 1.000, de corps jaune de vache.

Nous nous sommes demandé s'il y avait lieu d'employer

du corps jaune périodique ou du corps jaune de vache gravide ne sachant pas par avance si les deux extraits avaient les mêmes propriétés. Des expériences comparatives faites avec du corps jaune de vache gravide et non gravide nous ayant donné des résultats identiques, nous avons employé, dans la suite, indifféremment les uns ou les autres. Nous verrons d'ailleurs que cette constatation offre un certain intérêt.

Les corps jaunes sont énucléés et décapsulés, finement hachés, puis desséchés dans le vide. La pâte rougeâtre ainsi obtenue est broyée au mortier, puis reprise par l'eau salée à 9 p. 1.000, dans la proportion de o gr. 10 de poudre pour 10 grammes d'eau. C'est l'émulsion obtenue qui sert d'antigène.

2° *L'anticorps.* — Il est constitué par le sérum des animaux chauffé à + 56° pendant 3o minutes.

3° *Le complément.* — C'est du sérum frais de cobaye.

4° *Le système hémolytique.* — Il se compose : α) de sérum de lapin anti-humain chauffé à + 56° et β) d'hématies humaines lavées à 9° p. 1.000.

Avec ces matériaux, l'expérience a été disposée de la façon suivante:

1° Dans un premier temps on met au contact :

    α) antigène;

    β) sérum de l'animal (renfermant l'anticorps par hypothèse);

    γ) complément du cobaye.

La recherche des doses optima de ces substances a montré qu'il fallait employer :

de α' : o,cc. 5

de β : o,cc. 1

de γ : o,cc. 1.

plus : eau à 9 p. 1000 : 0 cc, 5.

Les tubes renfermant ces mélanges ont été placés à l'étuve à + 37°, pendant des temps variables, quarante-cinq minutes à cinq heures. Le temps optimum est de quatre heures ; avec un temps inférieur les résultats manquent souvent de netteté.

2° Au bout de ce temps, on ajoute dans les tubes :

α) Sérum de lapin anti-humain... q. s. [1].

β) Hématies humaines lavées...   1 cc.

γ) Eau salée à 9 p. 1.000   o, cc. 5.

Résultats. — Dans ces conditions, voici les résultats obtenus :

H° hémolyse négative = fixation complète.

H[1] hémolyse légère = fixation positive mais légère.

H[2] hémolyse positive = fixation nulle).

La fixation complète ou légère indique la présence d'anticorps, donc de corps jaune dans le sang.

A) *Bœufs et veaux.*

Bœuf 1. . . . . H[2]

Bœuf 2. . . . . H[2].

Bœuf 3. . . . . H[2]

Veau 1. . . . . H[2]

---

(1) La quantité varie suivant la puissance hémolytique de ce sérum. Dans nos expériences, cette quantité était de 0,cc. 3.

B) *Vaches non gravides.*

1° Jeunes vaches. (Ayant un corps jaune périodique, mais n'ayant jamais vêlé; en terme de boucherie: taure.)

Vache 1. . . . . H¹
Vache 2. . . . . H⁰

2°) Vaches âgées.

Vache 1 . . . . _H² (Cas spécial : il s'agit d'une vache porteuse d'ovaires polykystiques, un des kystes déformait le corps jaune, et avait l'aspect des kystes du corps jaune humain) (1).

Vache 2. . . . H⁰ (un ovaire contenait un kyste situé à distance du corps jaune.)

Vache 3. . . . H⁰

C) *Vaches gravides.*

N° 1 (fœtus de 2 mois et demi). . . . H¹
N° 2 (fœtus de 2 mois et demi). . . . H²

(1) Les renseignements précis que nous avons obtenus sur cette vache nous ont appris qu'il s'agissait d'une bête stérile et vendue à la boucherie pour cette raison, étant perpétuellement en chaleur, et atteinte d'une sorte de nymphomanie vis-à-vis des autres vaches du troupeau. C'est un fait bien connu des éleveurs et des bergers, qui observent parfois une de ces vaches essayant en s'arc-boutant sur les pieds postérieurs de grimper sur la croupe de ses congénères, à la manière d'un taureau. — C'est ce que les vétérinaires appellent une vache « taurelière » et ils considèrent l'état de ces vaches comme lié à des lésions kystiques des ovaires — Il est intéressant de voir que cette vache à ovaires malades ne fixe pas le corps jaune.

N° 3 (fœtus de 4 mois et demi). . . . $H^{\bullet}$

N° 4 (fœtus de 6 mois . . . . . . H^{c}

N° 5 (fœtus de 4 mois et demi. . . . H^{c}

N° 6 (fœtus de 9 mois) . . . . . . H^{c}

N° 7 (fœtus de 3 mois et demi). . . . H^{2}

En résumé :

1° *La réaction s'est toujours montrée négative 4 fois sur 4 chez le bœuf et le veau* — fixation nulle, pas d'anticorps — puisque pas de corps jaune.

2° *La réaction s'est presque toujours montrée positive chez les vaches gravides ou non pourvues de corps jaune.*

9 *fois sur* 12 *la réaction a été positive* — fixation positive : présence d'anticorps : donc présence de corps jaune dans le sang.

Comment interpréter ces résultats dans le détail ?

1° *Parmi les vaches non gravides*, la seule réaction négative constatée appartient à une vache ayant des ovaires polykystiques dont un kyste du corps jaune ; or cette vache, dont le corps jaune est malade, est stérile et présente des anomalies génitales. Tout concorde chez elle : corps jaune malade, fixation négative, pas de grossesse.

2° *Parmi les vaches gravides* de 3 mois et demi à 9 mois la réaction est nettement positive. A 2 mois et demi, une fois la réaction est positive mais légère, une fois elle est négative, dans un cas de 3 mois et demi elle est encore négative. Nous ne pouvons donner d'explication logique pour ces deux derniers cas.

Quoi qu'il en soit, le nombre des cas étudiés est trop restreint pour permettre d'en tirer la conclusion que chez la vache le corps jaune est surtout décelable dans le corps de 4 à 9 mois et nous la considérons comme absolument prématurée. .

Cependant un fait nous paraît mériter l'attention d'une façon particulière : une vache près du terme (9 mois) présente une réaction de fixation complète. Chez la vache il serait intéressant de préciser par l'étude d'autre cas si le corps jaune — et l'histologie nous l'a fait pressentir — n'a pas une période d'activité plus longue que chez la femme, et ceci une fois de plus vient à l'appui de la notion de spécificité des glandes génitales et montre, comme le pense M. Pinard, l'intérêt qu'il y a à étudier directement le corps jaune humain et le danger des conclusions absolues et hâtives de l'animal à la femme.

Dans l'ensemble, ces résultats sont donc très encourageants, il sera néanmoins utile de multiplier dans les mêmes conditions d'expérience les examens de sang chez la vache, mais dès maintenant ils établissent un certain nombre de *faits*.

1° *La sécrétion interne du corps jaune est démontrée chez la vache*, animal possédant comme la femme un corps jaune et pas de glande interstitielle, *et l'on peut, par la réaction de fixation, déceler le produit de sécrétion dans le sang.*

2° *La sécrétion fournie par le corps jaune périodique et par le corps jaune gestatif paraît de nature identique.*

3° *La réaction de fixation peut parfois manquer au début de la grossesse de la vache, trois premiers mois et exister au 9ᵉ mois, mais ce point demande confirmation.*

4° *La réaction peut manquer en cas de lésion du corps jaune.*

De ces faits découlent des *hypothèses* ce sont :

1° La possibilité d'appliquer à la femme la réaction de fixation, ce qui est plus que vraisemblable ;

2° La possibilité d'employer pour cette réaction indifféremment chez la femme enceinte ou non, du corps jaune gestatif ou périodique en période d'état comme antigène.

3° La possibilité de déceler par cette méthode l'insuffisance lutéinique dans les troubles considérés comme liés à l'insuffisance ovarienne en dehors de la grossesse, et dans ceux du début de la grossesse allant du ptyalisme au vomissement grave.

Sur ce point *nous faisons cependant les plus extrêmes réserves*, car la méthode de Bordet-Gengou permet simplement de dire s'il y a ou non un anticorps dans le sang, mais ne donne aucune indication sur la qualité ou la quantité de l'antigène suivant que la fixation est légère ou intense. C'est ce qui actuellement limitera certainement les résultats qu'on peut en attendre, au point de vue spécial que nous considérons.

§ 2. — Rôle du corps jaune gestatif dans la préparation de l'utérus à recevoir l'œuf, et dans la fixation de l'œuf.

Le corps jaune prépare l'utérus à recevoir l'œuf. C'est un fait qui semble actuellement bien établi. Frænkel d'abord, puis Niskoubina l'ont démontré. Pour cela ils ont détruit à l'aide du thermocautère les corps jaunes de lapines fécondées, et ils ont étudié le résultat que cette opération exerçait sur l'œuf, et, point qui nous occupe ici, sur l'utérus. Ils ont conclu que le rôle du corps jaune est de préparer l'utérus à la fixation de l'œuf. Regaud et Dubreuil, vont à l'encontre de cette opinion. « Il est improbable que les corps jaunes jouent un rôle dans la genèse de ces modifications prégravidiques, car la courbe graphique de leur développement est très en retard chronologiquement sur la courbe de ces modifications. »

Ancel et Bouin font à la technique de Fraenkel et Niskoubina des critiques graves : 1º Ces expériences font subir à la femelle un traumatisme opératoire assez grave ; 2º elles font subir un traumatisme à l'ovaire ; 3º elles n'éliminent pas l'influence possible de l'œuf sur l'organisme maternel ; 4º elles ne précisent pas les limites d'action du corps jaune.

Personnellement, nous avons toujours remarqué combien avec une pointe de thermocautère très fine, il était difficile de détruire exactement le corps jaune de lapine gravide sans en dépasser les limites et sans léser le parenchyme voisin ; d'autre part il existe des corps jaunes inclus dans l'intérieur du parenchyme ovarien, ne faisant pas saillie à la surface de l'ovaire et après une cautérisation soigneuse des corps jaunes visibles nous en avons trouvé d'intacts en plein centre ovarien.

Niskoubina répond à ces critiques que si par ce procédé le parenchyme ovarien était lésé, les parties vulnérables de cet organe, follicules et œufs qu'il renferme, devraient s'arrêter dans leur développement et même présenter des signes de nécrobiose.

Or, quand on étudie quelques semaines après l'opération

un ovaire dont les corps jaunes ont été cautérisés celui-ci ne présente histologiquement rien d'anormal et on y distingue très nettement les follicules aux différents stades de leur développement. Les cellules du parenchyme, ne présentent cytologiquement rien d'anormal. Les anciens corps jaunes sont simplement transformés en cicatrice fibreuse ; la cautérisation ne détériore donc pas le tissu ovarien puisque cet organe a continué sa fonction normale ; le développement des œufs et des follicules.

D'autre part, on ne peut attribuer à l'œuf fécondé qui se trouve encore dans la trompe, une action susceptible de produire les modifications de l'utérus préparatoires à la fixation de l'œuf.

En effet, quand on cautérise les corps jaunes à ce moment, l'utérus revient au repos sexuel et les œufs se résorbent ; les phénomènes ci-dessus indiqués sont donc déterminés par une autre cause, l'œuf étant désormais sans action possible ; c'est au corps jaune qu'est dévolue cette action.

Pour mettre définitivement au point la question : MM. Ancel et Bouin ont adopté une technique nouvelle particulièrement ingénieuse.

1° Ils ont employé des lapines élevées au laboratoire jusqu'à la puberté. Elles n'ont été mises en présence du mâle qu'au moment de leurs premières chaleurs. Ainsi est éliminée d'une façon complète l'action possible des corps jaunes de gestations antérieures.

2° Grâce à la ligature du canal déférent chez le mâle, des coïts non fécondants ont été réalisés, le coït étant nécessaire pour obtenir la rupture du follicule chez cet animal. Les corps jaunes obtenus ont été étudiés dans leurs rapports avec l'évolution des organes de la génération.

3° L'apparition de corps jaunes gestatifs a été provoquée par la rupture artificielle avec aiguille ou ciseaux fins, dans d'autres cas, et la rupture a été suivie de la formation de corps jaunes.

4° Enfin, Ancel et Bouin ont cherché à supprimer l'action du corps jaune pendant sa période d'état en extériorisant l'ovaire et cautérisant le corps jaune.

Ces méthodes ont permis de faire apparaître des corps jaunes gestatifs dans un organisme « neuf »; ainsi ont été éliminés tous les facteurs qui compliquent d'ordinaire l'étude de la physiologie de la gestation. Ces corps jaunes sont d'ailleurs absolument identiques à ceux qui apparaissent après coït fécondant ; ils ont les mêmes caractères microscopiques, la même durée que ceux décrit par Niskoubina et montrent une période d'activité secrétoire pendant la première moitié de la grossesse suivie d'une phase régressive.

MM. Ancel et Bouin concluent de leurs recherches :

« L'utérus, après coïts non fécondants suivis de la formation de corps jaunes gestatifs, présente des modifications structurales profondes, dans lesquelles on peut distinguer une phase évolutive et une phase involutive. La première est caractérisée par une hypertrophie de la musculeuse et de la muqueuse, qui se soulève en bourrelets volumineux, surtout du côté mésométral et par des divisions nombreuses des cellules épithéliales, qui donnent naissance à des invaginations glanduliformes étroites et profondes. Ces modifications structurales se produisent très rapidement. sont le plus marquées entre le 7ᵉ et le 10ᵉ jour et se maintiennent encore pendant quelques jours. La seconde se traduit par la régression des invaginations glanduliformes, par l'affaissement des bourrelets endométraux, par la disparition de la congestion vasculaire, par le retour des parois utérines à leur épaisseur et à leur structure normales. Cette régression se manifeste nettement vers le 14ᵉ jour et se trouve complète 25 jours après le coït non fécondant.

Toutes ces modifications utérines sont sous la dépendance du corps jaune. Les raisons suivantes démontrent le bien-fondé de cette manière de voir.

1° Il existe un parallélisme évident entre l'évolution des corps jaunes et celle de l'utérus ; leurs phases d'évolution et d'involution coïncident, car l'involution de l'utérus ne se manifeste nettement que vers le 14ᵉ jour, c'est-à-dire vers le moment où l'on constate nettement l'arrêt de l'activité sécrétoire du corps jaune. Nous arrivons ainsi à une conclusion opposée à celle de Regaud et Dubreuil, qui soutiennent qu'il n'existe aucun parallélisme entre l'évolution du corps jaune et l'évolution prégravidique de l'utérus après coït efficace.

2° Dans nos expériences, le corps jaune est le seul facteur nouveau introduit dans un organisme « neuf ». Il en résulte que les modifications utérines observées ne peuvent être attribuées aux deux causes invoquées d'ordinaire pour expliquer leur genèse : ce ne peut être l'œuf, comme le soutient Mandl, puisque ce dernier n'est pas fécondé et dégénère très tôt dans la trompe ; ce ne peut être à fortiori le placenta et plus spécialement la couche syncytiale des villosités choriales, comme le veut Halban, puisqu'aucun œuf n'a pu se développer dans l'utérus. Par conséquent, les modifications structurales décrites ne peuvent être conditionnées que par la sécrétion interne du corps jaune ou peut-être par l'excitation nerveuse due au coït.

3° Le coït ne retentit en aucune façon sur les cornes utérines. En effet, si l'on opère la rupture artificielle des follicules mûrs, comme nous l'avons dit dans l'exposé de nos méthodes de recherches, cette rupture peut donner naissance à des corps jaunes. Dans ces conditions, l'utérus présente les mêmes modifications que celles que l'on observe après la formation de corps jaunes consécutifs à des coïts non fécondants. Il ne montre, au contraire, aucune modification, si la rupture artificielle n'est pas suivie du développement de corps jaunes. Il s'ensuit que ni l'excitation due au coït, ni le traumatisme ovarien ne peuvent entrer en ligne de compte dans le déterminisme des phénomènes réactionnels utérins.

4° Si l'on supprime les corps jaunes, l'utérus réagit en reprenant très vite l'aspect et la structure qu'il possède au repos fonctionnel. En détruisant avec la pointe fine du thermo-cautère tous les corps jaunes chez plusieurs lapines à différents moments de leur période d'activité, nous avons constaté que cette cautérisation est suivie d'une régression utérine très rapide si l'opération est faite quand l'utérus est déjà avancé dans sa période d'évolution, et d'une absence complète d'évolution, si l'opération est faite peu de temps après l'apparition des corps jaunes.

Tous les faits que nous venons de rapporter nous permettent donc de contredire l'opinion de Regaud et Dubreuil quand ils affirment qu'il est improbable que les corps jaunes jouent un rôle dans la genèse de ces modifications prégravidiques. Ils concordent au contraire pour faire du corps jaune la seule cause qui conditionne les modifications utérines consécutives au coït non fécondant. Et comme ces modifications, pendant la période évolutive tout au moins, sont semblables à celles qu'on observe dans l'utérus au début de la gestation jusqu'au moment de la fixation de l'œuf, nous pouvons conclure :

L'action du corps jaune gestatif sur l'utérus se traduit par des phénomènes d'hyperhémie, d'hypertrophie, de multiplications cellulaires qui ont pour résultat de préparer cet organe à la fixation de l'œuf fécondé.

Le corps jaune a-t-il une influence sur la fixation de l'œuf?

La rencontre du spermatozoïde et de l'ovule s'est faite dans la trompe ; la nidation de l'œuf, sa fixation dans l'utérus préparée par les sécrétions du corps jaune, nécessitent-elles l'intervention du corps jaune ? Aucun doute ne paraît exister à ce sujet, au moins chez la lapine. Les expériences de Fräenkel sont trop connues pour que nous en répétions ici tout le détail, nous en citerons seulement le principe et le résultat.

1re Expérience. — 13 lapines venant de mettre bas sont fécondées, puis isolées, la castration est faite 1 à 6 jours après la fécondation ; les lapines sont sacrifiées : chez toutes l'utérus est vide.

La castration bilatérale empêche l'insertion de l'œuf et met ainsi obstacle à l'état gravide.

2e Expérience. — Est-ce l'ovaire entier ou seulement le corps jaune qui agit en pareil cas ?

Pour trancher cette question, Fräenkel a recours à la

destruction isolée des corps jaunes par cautérisation exacte de tous les corps jaunes au thermocautère.

Onze fois, chez des lapines entre le premier et le sizième jour après la fécondation, il obtient un résultat identique : *l'utérus est trouvé vide.* La cautérisation des corps jaunes a donc empêché les œufs de s'attacher dans l'utérus.

Une objection devait être soulevée par l'emploi d'une telle technique : l'altération concomitante du tissu ovarique susceptible d'intervenir dans les résultats observés. Fräenkel y répond ainsi : il cautérise partiellement les corps jaunes, et sur huit cas il observe deux grossesses. Il examine ensuite les ovaires après avoir brûlé les corps jaunes. Six jours après la cautérisation, il voit sur l'ovaire une cicatrice de brûlure ; quatorze jours après l'opération, la trace disparaît : des follicules sont mûrs et prêts à se rompre ; donc, l'ovaire possède toujours sa structure normale. La conclusion générale de Fräenkel est *que le corps jaune permet l'insertion des œufs qui se trouvent dans l'utérus. La destruction de ces corps jaunes met obstacle à l'état gravide.*

§ 3. — Action du corps jaune sur l'évolution de l'œuf normal et pathologique. Ses limites.

Une question se posait immédiatement après la précédente : *Quelle est, pendant la grossesse, l'action du corps jaune sur l'évolution de l'œuf et sa durée ?* Fräenkel y répond ainsi :

3e et 4e expériences : Fräenkel a brûlé tous les corps jaunes de huit à vingt jours après la fécondation, *les œufs se sont toujours résorbés.* — En cautérisant le tissu ovarique et en laissant intacts les corps jaunes, la grossesse a suivi son cours normal. Dans cinq autres cas, la brûlure partielle des corps jaunes n'a pas empêché le développement des embryons. Ainsi Fräenkel établit cette loi *que le corps jaune a pour fonction de permettre l'insertion de l'œuf et d'assurer pendant un certain temps son développement.*

C'est surtout pendant les vingt premiers jours de la grossesse de la lapine, qui porte environ un mois, que s'exerce l'action du corps jaune. — Chez la chienne, cette action dure deux à trois semaines après la fécondation (Sokoloff).

Les recherches de Fräenkel ont été confirmées par W. Magnus et Skrobansky, dans les mêmes conditions sur la lapine; Lane Claypton et Starling, opérant sur des lapines gravides, constatent que si l'enlèvement des ovaires est suivi d'avortement dans la première moitié de la grossesse, il est inoffensif dans la deuxième moitié.

Plus récemment, Niskoubina a repris les expériences de Fräenkel et en a pleinement confirmé les conclusions.

Chez cinq lapines à différents intervalles de la grossesse (7 à 14 jours après la fécondation, les corps jaunes ont été cautérisés). Ces animaux ont été conservés jusqu'au terme de la grossesse et sacrifiés.

Chez quatre lapines, les œufs sont résorbés et la grossesse n'a pas eu lieu, dans le 5ᵉ cas où la destruction des corps jaunes avait eu lieu 10 jours après la fécondation, la grossesse évolua normalement, mais l'examen histologique du corps jaune montra que la cautérisation des corps jaunes avait été incomplète et que leurs cellules centrales étaient restées intactes.

Enfin Niskoubina détruit le corps jaune pendant la seconde moitié de la grossesse et constate que celle-ci va à terme. Cet auteur conclut donc :

1° *Que le corps jaune exerce une action manifeste sur l'évolution de la grossesse.*

2° *Que cette action s'exerce pendant la première moitié de la grossesse ; après quoi, elle cesse d'agir.*

Ces résultats concordent d'ailleurs étroitement avec les constatations histologiques faites sur des corps jaunes de lapines, puisqu'on peut, d'après cet auteur, considérer deux phases distinctes dans l'évolution du corps jaune :

1° Une phase d'activité qui dure pendant les 14 ou 15 jours qui suivent l'accouplement.

2° Une phase d'involution du corps jaune qui succède brusquement à la précédente et pendant laquelle cet organe montre les signes histologiques d'une atrophie lente et progressive.

L'action du corps jaune sur l'œuf de la lapine s'arrête donc avec la cessation de l'activité glandulaire des cellules à lutéine.

Ces données si précises chez la lapine sont-elles applicables au corps jaune gestatif de la femme et faut-il dire que le corps jaune gravidique permet la fixation de l'œuf et exerce ensuite son action sur lui pendant la première moitié de la grossesse ?

Pour solutionner cette question il faut faire appel aux données de la *clinique humaine* et de *l'histologie comparée.*

La clinique humaine fournit quelques rares observations d'ovariotomie pendant la grossesse. Tout d'abord le cas unique d'Élis-Essen-Muller : il s'agit d'une grossesse qui s'est poursuivie jusqu'au terme normal malgré une castration double pratiquée pendant le premier mois de la grossesse.

Merkel, Mainzer, se basant sur des cas d'ovariotomie faites pendant la grossesse admettent que la présence des ovaires n'est pas nécessaire à l'évolution de celle-ci (1).

D'autre part, alors que certains auteurs décrivent des cas où l'ablation de tumeurs bilatérales des ovaires dans la période ultime de la grossesse ne l'a pas entravé, Fehling, Burnur rapportent des cas d'avortement consécutifs à des ovariotomies doubles et préconisent d'attendre la fin de la grossesse pour les pratiquer.

Toutes ces observations ne pourraient avoir de valeur réelle : 1° que si l'hypothèse toujours possible de la persistance d'un ovaire surnuméraire pouvait être écartée ; 2° que si après les ovariotomies, on avait noté l'ablation entière du corps jaune de grossesse ; or, dans les ablations de tumeurs des ovaires, le tissu ovarien et le corps jaune peuvent être laissés en place (déformés et méconnaissables qu'ils sont du fait de la tumeur concomitante) au cours d'une exérèse difficultueuse ; 3° les manœuvres opératoires sont, dans ces sortes d'opérations, suffisantes pour provoquer un avortement sans qu'on incrimine nécessairement l'ablation des ovaires.

D'ailleurs, il faudrait posséder un grand nombre d'observations prises dans le sens qui nous intéresse pour pou-

(1) Mainzer cite 17 cas d'ovariotomie double pour tumeurs ovariennes dans des femmes grosses de 2 à 5 mois ; dans 12 cas, 1 accouchement a eu lieu à terme ; dans 3 cas, avortement ; dans deux, accouchement prématuré. Dans 2 cas qui ont été à terme une des ovariotomies a été partielle. Dans aucune observation, le corps jaune n'a été recherché sur les pièces.

voir tirer des conclusions directes des ovariotomies chez la femme enceinte et celles-ci sont, en pratique, exceptionnelles.

La clinique humaine ne nous fournit donc aucun renseignements précis.

Plus précieux sont pour nous les renseignements comparatifs de l'histologie.

Nous avons vu précédemment le parallélisme étroit qui existe entre les données de l'histologie et de l'expérimentation chez la lapine. Or, le corps jaune de la lapine évolue pendant la grossesse comme celui de la femme.

En outre, le corps jaune de la vache évolue d'une façon presque analogue.

Toutefois il semble que le corps jaune de la vache régresse plus tard que celui de la femme, à partir du 5e mois », dit Delestre, et fonctionne encore « à la fin de la grossesse puisqu'on peut déceler le produit de sécrétion dans le sang.

Nous ne pouvons donc conclure d'une façon absolue du lapin et de la vache à la femme ; nous admettons par analogie que le corps jaune chez la femme prépare l'utérus à la fixation de l'œuf, et protège l'œuf dont il dirige l'évolution pendant la première moitié de la grossesse, mais nous ne pouvons préciser en l'absence de preuves directes, cette action, ni sa durée.

On peut se demander si le corps jaune n'intervient pas dans *l'avortement*, dans *l'accouchement prématuré*, dans la *mise en marche du travail* et même dans *quelle mesure* il est responsable de *certaines évolutions anormales de l'œuf, la grossesse ectopique et la môle vésiculaire par exemple.*

Prenant se demande si l'avortement répété auquel sont sujettes certaines femmes ne pourrait relever d'un état pathologique du corps jaune ; il pense que cet état pathologique pourrait dépendre d'une infection générale comme la syphilis (1).

Il est possible qu'un corps jaune pathologique puisse déterminer des avortements à répétition ; mais en matière de syphilis, l'état pathologique de l'œuf et même de l'ovule (présence du spirochète) suffit à donner une explication directe de l'avortement.

Quoi qu'il en soit, dans tous les cas où une malformation utérine, une insuffisance de développement de l'utérus, une infection maternelle ou paternelle n'expliquent pas les avortements à répétition il peut être intéressant de rechercher les altérations du corps jaune, d'autant qu'expérimentalement, en déterminant des lésions du corps jaune, Fräenkel a pu déterminer des avortements ; mais actuellement en pathologie humaine rien de précis n'a été établi sur ce point.

En se basant sur les études d'Ehhrlich (toxines antitoxines) Fräenkel et Lichvitz ont cherché à créer un sérum cytolytique de la cellule à lutéine.

Pour cela, après de nombreuses tentatives infructueuses, ils ont réussi en injectant aseptiquement dans la cavité abdominale du lapin des doses croissantes d'émulsion de corps jaune de vache à immuniser progressivement cet animal. Ils ont ensuite trouvé dans son sérum un anticorps qui possède une action cytolytique vis-à-vis des cellules à lutéine constatable au microscope et *in vitro*.

(1) Cette opinion est antérieure à la découverte du spirochète en particulier à sa constatation dans l'ovule.

Skrobansky, Birnbaum ont entrepris des expériences analogues avec succès, ce dernier auteur considère comme théoriquement résolue l'interruption de la grossesse par la voie biochimique.

Moins vraisemblable encorc est le rôle du corps jaune dans *l'accouchement prématuré*, puisqu'à l'époque où celui-ci se produit il est généralement en période de régression, d'ailleurs celui-ci est souvent expliqué par des causes locales où générales.

La *détermination du travail* moins que tout autre phénomène, ne paraît relever du corps jaune, celui-ci à la fin du 9ᵉ mois étant atrophié au maximum, chez la femme ; les lapines castrées après la première moitié de la grossesse entrent en travail à date régulière et cependant sont privées de corps jaune gestatif.

Fraenkel croit que *la grossesse extra-utérine* et la *môle hydatiforme* peuvent dépendre d'une lésion du corps jaune.

En particulier, il pense pouvoir attribuer aux kystes du corps jaune une grande importance dans la pathogénie de la grossesse ectopique. Le corps jaune qui subit la transformation kystique ne possède plus sa fonction normale et on peut le rendre responsable de la fixation anormale de l'œuf. Fraënkel cite 3 cas de grossesse tubaire où il trouve l'œuf du même côté que le corps jaune, celui-ci était transformé en un kyste typique. Opitz a trouvé dans

---

(1) Pour Beard l'ovulation étant rendue abortive ou supprimée pendant la gestation, il est probable que le corps jaune est la cause de cet avortement ou de cette suppression. La dégénérescence commençante du corps jaune quelque temps avant la fin de la grossesse (et son atrophie rapide lorsque la fécondation n'a pas eu lieu), permet la préparation d'une ovulation nouvelle, dont l'approche serait par reflexe la cause directe de la naissance.

18 cas de grossesse tubaire 7 cas où les corps jaunes étaient kystiques ; dans un cas les deux ovaires étaient transformés en tumeurs kystiques grosses comme un œuf d'oie.

Cependant nous ne pensons pas que l'anomalie du corps jaune soit une cause d'insertion vicieuse de l'œuf. En effet, il est bien démontré actuellement que la cause de l'ectopicité réside avant tout dans des lésions de l'épithélium tubaire, et que l'endosalpingite suffit à empêcher la migration anormale de l'œuf. S'il y a des grossesses tubaires avec corps jaune kystique, combien trouve-t-on de grossesses ectopiques avec corps jaune normal, cela et si vrai que dans la description du corps jaune normal des premiers mois de la grossesse nous avons utilisé indifféremment des corps jaunes provenant de grossesse ectopiques et de grossesses utérines en outre. Les lésions de salpingite uni et souvent bilatérales, qu'il s'agisse de malformations congénitales ou de lésions inflammatoires, gonococciques en particulier, sont au contraire considérééés comme presque constantes dans l'ectopicité et suffisent à en fournir une explication.

Par contre, il semble qu'il existe des rapports plus étroits entre *la môle hydatiforme et les kystes du corps jaune.*

La plus ancienne observation sur ce point est de Gregorini en 1795 qui relate la coexistence fréquente de môle et de tumeurs kystiques des ovaires, Hohl, en 1855, rapporte des cas de tumeurs de l'ovaire doubles ou unilatérales dans le cas de môle. Fraënkel, en 1894, et Marchand, en 1895, expriment les premiers l'avis qu'il n'y a pas là simple coïncidence, mais relation de cause à effet.

Puis viennent les examens microscopiques de Neumann

(1896), Gœbel (1897), les cas de Schaller, Pförringer (1899), et celui de Poten-Wassmer (1900), où il est nettement démontré que les kystes formant les tumeurs décrites sont bien des kystes du corps jaune. En 1901, Stœckel précise les lésions observées, il montre que la lésion la plus frappante consiste dans des « déplacements des cellules à lutéine », des traînées ou des amas de cellules à lutéine se rencontrant aussi bien dans les couches externes du tissu conjonctif (tunique externe) des kystes, que dans le tissu conjonctif situé entre les kystes et même dans le stroma de l'ovaire. Ces cellules disséminées ont été vues par Runge dans les espaces lymphatiques ; Poten, Wassmer les ont suivies jusqu'à la surface de l'ovaire sous forme de vastes traînées et Shaller et Pforringer les ont décelées dans la substance médullaire de l'ovaire. Ce groupement spécial des cellules ne fut d'abord vu que dans les cas de môle; puis, en 1903, Runge les retrouva en cas de tumeurs syncytiales de l'utérus.

D'autres observations furent rapportées par Jaffe, Krebs, Fräenkel, Hitsmann. Une observation de Birnbaum apporte un appui particulièrement important à l'opinion de Fräenkel dans un cas de môle hydatiforme coïncidant avec un second œuf, un des embryons étant normal et isolé dans un sac spécial, on trouva deux corps jaunes dans un ovaire : l'un était normal l'autre présentait des altérations pathologiques.

De toutes ces descriptions, il résulte qu'en cas de môle les ovaires dans lesquels on rencontre des kystes du corps jaune sont presque toujours compris dans des tumeurs inflammatoires des annexes. Le volume des kystes est très variable, leur taille varie d'une lentille à une tête d'enfant

(Orthmann), les kystes très souvent nombreux, les tumeurs assez souvent bilatérales.

La paroi de ces kystes est caractéristique, elle est tapissée en dedans par une couche de tissu lutéinique avec un réseau de capillaires qui se dirigent vers le centre, des leucocytes épars ou agglomérés, des cellules à lutéine disposées radiairement et de volume bien plus considérable que celle des éléments du corps jaune dont elles proviennent 25 à 30 µ (Runge).

Nous avons vu précédemment la disposition fréquemment constatée en traînées des cellules à lutéine dans le reste du tissu ovarien.

Cette physionomie spéciale des kystes du corps jaune, tant au point de vue de leur nombre, des caractères de leur paroi, de la répartition du tissu lutéinique, n'est cependant pas absolument spéciale à la môle comme on serait tenté de le croire.

Macroscopiquement d'abord, il n'y a pas toujours des tumeurs bilatérales, ni des tumeurs polykystiques; on cite enfin des môles non accompagnées de corps jaune kystique. Au microscope enfin, on ne constate pas toujours le déplacement des cellules à lutéine (comme dans l'ovaire gauche du cas de Jaffe et dans l'ovaire droit du cas de Krebs). Toutefois, il faut reconnaître que Jaffe, Birnbaum et d'autres ont trouvé au microscope, sur des ovaires paraissant normaux à l'œil nu, des kystes du corps jaune, avec dissémination des cellules à lutéine dans le stroma. Jaffe, Pick, Ihm admettent qu'un examen rigoureux pourrait démontrer l'existence de ces lésions dans tous les cas de môle. Jusqu'ici, elles n'ont pas été systématiquement recherchées et Runge note sur 28 cas de môle publiés l'absence de toute indication sur l'état des ovaires dans 16 cas, dans 12 il y avait dégénérescence kystique des ovaires.

L'expérimentation n'a nullement éclairé la question. Fräenkel, en effet, a tenté de déterminer des anomalies de l'œuf chez les animaux, par destruction partielle, écrasement, anémie provoquée, gonflement avec de l'eau, des corps jaunes, mais il n'a obtenu aucun résultat positif.

La même indécision existe en ce qui concerne les rapports des tumeurs syncytiales et du corps jaune pathologique.

Quoi qu'il en soit, un fait subsiste : la très grande fréquence des lésions du corps jaune (kystes macroscopiques ou microscopiques, déplacement des cellules à lutéine) *dans les cas de môle hydaliforme* ; il est logique, puisque l'on admet la très grande influence sur l'évolution de l'œuf du corps jaune sain, d'admettre aussi que le corps jaune malade est responsable de l'évolution anormale de l'œuf au moins dans beaucoup de cas.

§ 4. —Rôle du corps jaune sur l'organisme maternel.

L'action du corps jaune gestatif ne s'exerce pas uniquement sur l'œuf, mais elle se fait aussi sentir sur l'organisme maternel tout entier.

La structure histologique de cet organe, qui est celle d'une glande à sécrétion interne, la constatation — en particulier par la réaction de fixation positive chez la vache gravide — d'une substance sécrétée par lui et circulant dans le sang, font, à priori, admettre cette proposition.

La démonstration de l'identité histologique et du produit de sécrétion des corps jaunes périodiques et gestatifs la confirment.

En effet, l'action du corps jaune périodique, non seulement sur certains phénomènes purement génitaux (rat, ovulation, menstruation, au sujet desquels les auteurs ne s'accordent point), mais sur la production de troubles généraux atteignant l'appareil circulatoire (palpitation, tachycardie), respiratoire (asthme, hémoptysie), nerveux (nevroses, psychoses, névralgies), cutané (éruptions, pigmentations), n'est contestée par personne.

Il n'est aucune raison pour que la sécrétion interne du corps jaune gestatif n'ait pas, étant identique à celle du corps jaune périodique, une action générale, comme elle.

En fait, il est établi que le corps jaune agit à distance sur d'autres glandes et les récents travaux de Bouin et Ancel ont prouvé qu'il existe un *parallélisme étroit entre l'évolution du corps jaune et celui de la glande mammaire*. Le corps jaune détermine un développement rapide et considérable de la glande, les acini glandulaires et les conduits excréteurs se multiplient très activement 4 jours après l'apparition des corps jaunes ; après le cinquième jour, les multiplications cellulaires portent surtout sur les acini qui deviennent volumineux, elles se poursuivent jusque vers le quatorzième jour. A ce moment, la régression commence, elle est déjà assez accentuée au vingt-cinquième jour et ne devient complète que beaucoup plus tard. Or, la période d'activité du corps jaune est de 14 jours chez la lapine (Niskoubina).

Les expérimentateurs se sont placés dans les mêmes conditions que pour étudier l'action des corps jaunes sur les modifications de l'utérus au début de la grossesse (rupture artificielle des follicules après coïts non fécondants).

§ 5. — Y a-t-il un rapport entre le corps jaune et les troubles du début de la grossesse.

S'il est vrai au point de vue biologique et expérimental que la grossesse n'est pas dans des conditions normales une période de sacrifice pour la mère (Bar), en pratique, comme le fait remarquer M. Pinard, l'adaptation gestative ne se fait pas dans tous les cas chez la femme sans troubles.

« La plupart des femmes présentent un état de misère physiologique plus ou moins prononcé pendant les premiers mois de la grossesse, et beaucoup, dans une proportion de 42 p. 100, ont des nausées et des vomissements (Pinard). » Fréquemment, on a observé des symptômes pathologiques au début de la grossesse : ptyalisme, nausées, vomissements, manifestations cutanées, troubles nerveux, légers, que ces troubles s'exagèrent : le vomissement grave ou incoercible éclatera.

Ces phénomènes légers ou graves, en particulier les vomissements, ont été rattachés par M. Pinard à *l'hépato-toxémie gravidique ou toxémie gravidique par insuffisance hépatique.*

Nous ne développerons pas ici les arguments sur lesquels M. Pinard a fondé une théorie actuellement classique.

Mais nous faisons remarquer qu'elle n'est pour M. Pinard que le premier degré d'une explication définitive et qu'il a orienté les recherches dans un sens nouveau, lorsqu'il s'est demandé si dans les phénomènes toxiques du début de la grossesse n'intervient pas le corps jaune gestatif.

« La connaissance des sécrétions intenses glanculaires celle sur laquelle les travaux de Beard, Prenant, Born et Fraenkel ont attiré l'attention, nous permettra peut-être d'arriver à la vérité complète. *Il est probable que le corps jaune gestatif, joue là un rôle capital ; pour ma part, j'entrevois des rapports plus que probables entre les accidents que j'ai observés et l'évolution de cette glande.* » (PINARD. Des vomissements de la gestation. *Annales de gynécologie et d'obstétrique*, 1909, p. 457.)

Selon cette première hypothèse le *corps jaune serait l'agent* de la *toxémie gravidique* de la première moitié de la grossesse.

Tout récemment MM. Fieux et Mauriac, dans un remarquable travail intitulé : *De la possibilité d'une toxémie villeuse et d'un séro-diagnostic de la grossesse, dans les premiers de mois de la gestation* se demandent si l'auto-intoxication gravidique n'est pas le fait d'une *toxémie villeuse.*

« Sous l'impulsion de Pinard, disent-ils, la notion de toxémie oriente d'une façon toute nouvelle l'interprétation de certains phénomènes appartenant en propre aux premières semaines de la gestation et pouvant aboutir à de véritables états pathologiques.

Pour ce qui est de la nature ou de l'origine de cette toxémie probable, il ne peut être question d'une attaque microbienne, pas plus que d'une auto-intoxication comparable à l'hépatotoxémie des derniers mois.

Par contre nous ne pouvons pas ne pas être frappés par les faits suivants :

1° Les troubles qui marquent le début de la grossesse sont souvent très précoces.

2° Ils disparaissent complètement et presque subitement à l'occasion de l'expulsion, de l'extraction totale ou de la mort de l'œuf.

4° Ils s'atténuent et s'évanouissent habituellement à la fin du troisième mois ou dans le courant du quatrième mois.

5° Ils peuvent se prolonger et se présenter avec une intensité exceptionnelle dans certains états pathologiques de l'œuf : la môle hydatiforme, par exemple.

Il résulte de ces considérations, surtout de la dernière, que dans les troubles du début de la grossesse « l'embryon n'est rien, l'œuf est tout ».

L'œuf jeune et la môle sont abondamment tapissés de villosités, revêtus de syncytium, qui constitue l'élément agressif et destructeur des tissus maternels ; « l'œuf villeux est une véritable greffe parasite, qui peut aller jusqu'à la tumeur maligne lorsque l'attaque est trop vive ou la défense insuffisante ».

Telle est la théorie. La démonstration suit de près et, pour prouver qu'il y a toxémie villeuse pendant les premiers mois de la grossesse, MM. Fieux et Mauriac ont très ingénieusement employé la méthode de Bordet et Gengou ou de la déviation du complément, en employant le tissu villeux comme antigène. Nous renvoyons à ces auteurs pour la description de la technique et relevons seulement les résultats :

5 grossesses de 20 jours à 4-5 semaines après la fin des dernières règles, ont donné 5 résultats négatifs.

8 grossesses de 2-3 mois ont donné 8 résultats positifs.

7 grossesses de 3-4 mois ont donné 1 résultat positif, 2 résultats douteux et 4 résultats négatifs.

14 grossesses de 4-9 mois ont donné 14 résultats négatifs.

10 femmes non gravides, et quelques-unes aménorrhéiques pouvant cliniquement être suspectées de grossesse, ont donné 10 résultats négatifs.

Enfin, dans 10 cas d'avortement, il y a 3 résultats positifs ; ils concernent 3 avortements de 2-3 mois effectués depuis peu de jours, sans rétention placentaire cliniquement appréciable. Les 7 cas négatifs répondaient à des avortements de 4-5 mois.

Ainsi pour ces auteurs, *la toxémie du début de la grossesse serait d'origine villeuse, syncytiale.*

Si bien qu'actuellement, pour ne citer que les théories les plus modernes la toxémie gravidique relèverait du corps jaune ou du syncytium.

Personnellement, nous ne croyons pas que l'on puisse considérer le corps jaune comme agissant en temps qu'agent toxique au début de la grossesse.

La notion de toxicité du corps jaune repose surtout sur les résultats des injections d'extrait de corps jaunes faits à des animaux.

En 1907, Lambert, en injectant à des grenouilles des

extraits de corps jaunes de vache et de truie, produit la paralysie et même la mort de ces animaux. En injectant l'extrait dans le système vasculaire du lapin, il obtint le même résultat.

En 1908, Villemin fait des injections intra-veineuses d'extrait de corps jaune de vache et de truie à des lapins et à des chiens : il provoque des hémorragies viscérales et de l'hypotension artérielle (1).

Enfin, en 1909, J. Livon, en injectant dans le péritoine de cobayes, un extrait de corps jaune de truie et de vache, constate la grande toxicité de ce produit : les animaux meurent en présentant des tremblements généralisés et des convulsions.

D'une façon générale, l'extrait de corps jaune est considéré comme une substance toxique hypotensive et vaso-dilatatrice.

Il faut remarquer que, dans toutes ces expériences, on a injecté du corps jaune d'un animal à un animal d'une autre espèce; or tout produit venant d'un espèce A est toxique pour l'espèce B : c'est un fait physiologique bien connu sur lequel repose la fabrication des sérums cytotoxiques, la formation des hémolysines dans le sang ; il s'agit d'un phénomène sur lequel on ne peut tabler pour considérer une substance comme toxique pour un animal de même espèce ; il est inexact, de ce qu'un corps jaune de vache est toxique pour le cobaye ou la grenouille, d'en conclure qu'un corps

---

(1) Pour Villemin la substance toxique qui agit sur la pression le cœur et le pneumogastrique n'est pas soluble dans le sérum physiologique. Cette constatation de sécrétions internes insolubles aurait une importance considérable.

jaune de femme est doué de toxicité pour la femme qui en est porteuse.

Faut-il en outre rappeler que la présence d'un anticorps spécifique dans le sérum est un fait banal, une réponse à l'introduction dans l'organisme d'une substance étrangère et qu'elle n'implique en rien la notion de toxicité pour celle-ci? Il faut donc employer le mot toxique, non dans son sens étroit, mais dans le sens de « actif » beaucoup plus large, lorsqu'on l'applique au produit de sécrétion du corps jaune.

D'autre part, il est un fait qui va singulièrement à l'encontre de la théorie qui fait du corps jaune un agent de toxémie.

Si l'on admet que l'accident toxémique typique, grave, du début de la grossesse est le vomissement incoercible, et que d'une façon générale la cause de la toxémie réside dans le corps jaune, il est à prévoir que le corps jaune d'une femme morte avec des vomissements incoercibles sera toxique au maximum.

Théoriquement, en examinant ce corps jaune, nous devrions trouver des altérations pathologiques, microscopiques, en rapport avec cette toxicité.

Or, si malheureusement nous ne connaissons pas exactement les lésions qui correspondent à cette toxicité supposée, *il est bien évident que nous serons tout au moins en présence de corps jaunes en activité sécrétoire.*

Que nous montrent les faits, au moins dans les cas que nous avons étudié histologiquement?

Nous observons des ovaires kystiques et il s'agit de kystes du corps jaune, (ils sont très fréquents dans la môle où le vomissement lui aussi est fréquent), un ovaire apoplectiforme, un ovaire atrophié, *mais dans tous une seule lésion cellulaire importante : la sclérose régressive*, et nous avons précédemment établi histologiquement qu'on pouvait considérer ces corps jaunes comme réduits à une valeur fonctionnelle presque nulle, ce sont des corps jaunes qui correspondent fonctionnellement à ceux de la fin de la grossesse.

Comment donc croire qu'ils vont élaborer une substance active, suffisant à déterminer des accidents généraux graves, puisqu'ils fonctionnent peu ou point. Il serait alors légitime d'admettre l'activité des corps jaunes du neuvième mois qui leur ressemblent.

Si donc l'un des deux éléments : corps jaune ou syncytium, est toxique, c'est bien, surtout en matière de vomissements graves, le second qui paraît être doué de cette qualité.

Avec Fieux et Mauriac un fait nous frappe : « *Il y a un parallélisme étroit entre la vie du corps jaune et la présence dans le sang de la femme enceinte de l'anticorps antivilleux.* » il atteint son maximum de développement, au bout d'un mois environ, après la conception, et décroît vers le quatrième mois ; c'est précisément à ce moment que l'anticorps antivilleux disparaît.

N'est-il pas admissible *que le corps jaune gestatif des premiers mois est par sa sécrétion un organe de défense* (1)

---

(1) Cette idée a été exprimée en 1899 pour la première fois par Lebreton. D'après lui, le corps jaune protège les femmes enceintes contre les phénomènes d'auto-intoxication. Tous ces phénomènes se manifestent dès que le corps jaune entre en régression trop rapide par suite de causes inconnues. Cette assertion est fondée sur le fait qu'il a vu ces symptômes disparaître totalement chez quatre femmes enceintes auxquelles on avait administré de la lutéine.

contre l'action toxique de la villosité, et qu'il apparaît comme un organe régulateur initial de l'état gravide.

« Ici, nous entrons en le soulignant dans le domaine de la théorie pure », disent MM. Fieux et Mauriac.

Les faits que nous apportons tendent au contraire à nous faire croire que nous touchons à celui de la réalité. Si l'atrophie cellulaire du corps jaune gestatif des femmes qui vomissent, autrement dit son insuffisance fonctionnelle, est confirmée ultérieurement, comme nous l'espérons, il deviendra facile de comprendre ainsi la filiation des faits : *il existe au début de la grossesse une toxémie villeuse, le corps jaune est par sa sécrétion chargé de neutraliser les effets de cette toxémie. Si, pour une cause quelconque, malformation kystique par exemple, il s'atrophie et cesse de fonctionner, des accidents toxémiques, légers ou graves suivant le cas, apparaissent.*

Cette conception s'accorde à merveille d'ailleurs avec la théorie de l'hépatotoxémie, car il est naturel que, chez une malade gravement intoxiquée, que la cause en soit l'insuffisance du corps jaune ou tout autre, le foie surmené cède à son tour et n'arrête plus les poisons circulants. Ceux-ci frappent alors le système nerveux et plus particulièrement le centre vomitif.

Il est d'ailleurs une autre façon de comprendre les phénomènes toxiques observés : c'est de concevoir le *corps jaune comme établissant une sorte d'équilibre entre les substances sécrétées* par les autres glandes à sécrétion interne et que Gley a appelées du mot très significatif de harmozones (de ἁρμόζω j'harmonise) — si l'une de ces substances vient à disparaître, comme il arrive pour le

POTTET.

corps jaune en cas de vomissement — l'équilibre est brisé et en résulte une intoxication par les autres substances.

Quoi qu'il en soit d'ailleurs, *un fait subsiste : l'état d'hyposécrétion des corps jaunes chez des femmes mortes de vomissements graves*, et nous croyons—s'il est confirmé dans un grand nombre de cas — qu'il est de nature à éclairer singulièrement la pathogénie de la toxémie gravidique.

L'action du corps jaune paraît être prépondérante dans les trois ou quatre premiers mois de la grossesse, mais il est certain qu'elle ne doit pas cesser brusquement; d'autres glandes se substituent très progressivement au corps jaune, et jouent vis-à-vis de lui un rôle de suppléance à la fin de la grossesse.

Il est très difficile de les désigner. Cependant il ne faut pas oublier que le développement considérable de *l'hypophyse* pendant et surtout dans les derniers mois de la gravidité est généralement admis (Erdheim, Morandi). Ne serait-ce pas elle qui établirait en grande partie au moins cette suppléance? Les autres glandes à sécrétion interne, thyroïde, surrénales, jouent certainement un rôle dans la grossesse. Il semble toutefois qu'il y ait surtout des rapports étroits entre le corps jaune et l'hypophyse, la seconde glande se développant quand la première régresse. A cette période aussi, interviennent très probablement les grandes cellules déciduales du placenta auxquelles Bouin attribue un rôle sécrétoire.

Nous pensons que la réaction de fixation, que nous avons pratiqué chez la vache, sera fertile en applications chez la femme, et permettra de solutionner un certain nombre de problèmes : de fixer par exemple la date d'apparition et de disparition de la sécrétion du corps jaune dans le sang de la femme grosse normale, peut-être de montrer l'absence de cette sécrétion chez celle qui a des vomissements graves.

Toutefois, il ne faut pas espérer de cette réaction plus qu'elle ne peut donner — au moins dans l'état actuel — c'est-à-dire des notions qualitatives ou quantitatives sur le produit circulant.

Elle paraît néanmoins ouvrir une voie nouvelle à la recherche dans l'organisme des produits de sécrétion des glandes à sécrétion interne.

CONCLUSIONS.

1° Le corps jaune gestatif de la femme se développe aux dépens du follicule de de Graaf rompu.

Nous avons constaté sur nos pièces que la cellule à lutéine provenait toujours de la thèque interne.

L'histogenèse du corps jaune gestatif est la même que celle du corps jaune périodique.

2° Macroscopiquement et microscopiquement, ils ont les mêmes caractères et ne diffèrent que par leur durée.

Le corps jaune gestatif passe par trois stades : de formation, d'état, de régression.

Dix jours environ après la rupture du follicule, apparaissent ses caractères distinctifs ; il est en pleine activité du 1er au 4e mois, il régresse ensuite.

Pendant la phase active le corps jaune gestatif, présente nettement les caractères d'une glande à sécrétion interne.

Fréquemment nous avons retrouvé des formations en bouquet d'allure ergastoplasmique dans la cellule à lutéine.

La régression débute en général vers le 4e mois, mais elle peut se faire plus tardivement, nous avons vu des signes de régression récente dans un corps jaune du 9e mois.

Cette régression peut se faire suivant des processus très différents : dégénérescence amyloïde ou pigmentaire.

3° Les follicules jeunes et le stroma ovarien présentent au cours de la grossesse des modifications particulières : gonflement des cellules de la thèque interne, transformation en cellules analogues à des cellules à lutéine, enfin évolution parallèle à celle des corps jaunes.

4° Dans quatre cas de vomissements graves de la grossesse terminés par la mort nous avons trouvé les lésions suivantes : macroscopiquement deux kystes du corps jaune, une fois de l'apoplexie de l'ovaire et du corps jaune, une fois de l'atrophie du corps jaune ; au microscope une lésion commune à tous ces cas : *la dégénérescence prématurée de la cellule à lutéine.*

5° Au point de vue physiologique, la nature exacte de la substance secrétée par le corps jaune nous est inconnue, elle appartient probablement au groupe des lipoïdes.

Nous démontrons son existence chez la vache en pratiquant avec le sérum de cet animal la *réaction de fixation* (méthode de la déviation du complément de Bordet-Gengou), l'antigène étant constitué par un extrait total de corps jaune ; 9 fois sur 12 cette réaction a été positive chez la vache porteuse d'un corps jaune périodique ou gestatif.

Le produit de sécrétion du corps jaune périodique et gestatif paraît identique chez la vache.

La réaction de fixation mérite d'être étudiée, dans des conditions analogues chez la femme.

6° Il est vraisemblable que chez la femme, comme chez la lapine chez qui la démonstration expérimentale en est faite, le corps jaune prépare l'utérus à recevoir l'œuf, permet sa fixation, et son évolution pendant les premiers mois de la grossesse. Chez la femme les preuves directes manquent cependant.

7° Par sa sécrétion, le corps jaune agit sur l'organisme maternel tout entier. Nous pensons qu'il joue un rôle de défense active contre les phénomènes d'auto-intoxication gravidique, quelle qu'en soit l'origine.

Les vomissements graves de la grossesse paraissent liés à l'insuffisance fonctionnelle du corps jaune prématurément dégénéré.

INDEX BIBLIOGRAPHIQUE

ANATOMIE

Villemin (F;. *Le corps jaune considéré comme glande à sécrétion interne de l'ovaire.* Paris, Doin, 1908.

HISTOLOGIE

Baer. *De ovi mammalium et hominis epistola Lipsiæ*, 1827.

Beigel. Zur Naturgeschichte der Corpus luteum. *Arch. f. Gyn.*, Bd. XIII. 1888.

Belloy (G.,. Recherches sur l'origine des corps jaunes de l'ovaire chez le rat et le cochon d'Inde. *Assoc. des Anat.*, 1re session, Paris, 1899.

Benckiser. Zur Entwicklungsgeschichte des Corpus luteum. *Arch. f. Gyn.* Bd. XXIII.

Beulin. *Das Corpus luteum und der oblitterirte Follikel.* Inaug. Diss. Königsberg 1877.

Bianchi Domenico Cesa. Di alcune particularita di struttura e dei fénomeni di secrezione del corpo luteo. *Internat. Mona'schr. für Anat. und Physiol.*, 1907.

Bischoff. *Entwicklungsgeschichte des Kanincheneies Hundeier*, etc., 1842-1854. Berlin, Gressen.

Born(G. . Die Struktur des Keimbläsechen im Ovarielei von Triton tœniatus. *Arch. f. mikr. Anat.*, Bd. XLIII.

Call et Exner. Zür Kenntniss des Graaf'schen Follikels und des Corpus Luteum beim Kaninchen, *Sitzber. d. Wien. Akad.*, Bd. LXXI, Abth. 3, 1875.

Champy. *Compte rendu de la Société de Biologie*, 1908; *C. R. de l'Ass. des Anat.*, Nancy, 1909 : *C. R. de la Société de Biologie*, 1909 et 1910.

Colin ₁F. . Zur Histologie und Histogenese des Corpus luteum u. des interstitiellen Ovarialgewebes. *Arch. f. mikros. Anat.*, Bd. LXII, 1903.

CLARK (J.-G.). Ursprung, Wachstum u. Ende des Corpus luteum nach
Beobachtungen am Ovarium des Schweines u. des Menschen. *Arch. fur
Anat. u. Phys.*, 1898.

CORNIL. Note sur l'histologie des corps jaunes de la femme. *Ann. Gyn. et
Obst.*, vol. LII, 1899.

— *Bullet. Soc. Anat.*, série VI, t. I, 1889.

CRETY. Contribuzione alla conoscenza dell' ovario dei Chirotteri. *Rie lab.
aut. R. univers. Roma*, vol. III, 1893.

CRISTALLI. Contributio alla istogenesi del corp. lut. della donna. *Arch. di
Ost. e Gin.*, n° 8, 1903.

DELESTRE. Recherches sur le follicule de de Graaf et le corps jaune de
la vache. *Journal de l'Anatomie*, mai-juin 1910, p. 286.

HIS (W.). Beobachtungen über den Bau der Saügetiereierstocks. *Arch. f.
mikr. Anat.*, Bd. I, 1865.

— Verhandlungen der anatomischen Gesellschaft auf der zwolften Ver-
sammlung in Kiel ; *Anat. Anz.*, Bd. XIV, Ap, 1898.

HÖLZL (H.). Ueber die Metamorphosen des Graaf'schen Follikels. *Virch.
Arch.*, vol. CXXXIV, 1893.

KÖLLIKER (A.). *Gewebslehre*, vol. II, 1867; *Vehr. anat. Gesellschaft*, Kiel, 1898.

KREIS (O.). Die Entwicklung u. Rückbildung des Corpus luteum spurium
beim Menschen. *Arch. f. Gynäk.*, vol. LVIII, 1899.

LOEB (J.). Bildung des Corpus luteum beim Meerschweinchen. *Journ.
Amer. Assoc.*, 1906.

MARSHALL (F.-H.-A.). The œstrous cycle and the formation of the corpus
luteum in the sheep. *Phil. trans. Roy. Soc. Lond.*, vol. CXCVI, p. 1904.

MULON. Evolution des « corps jaunes osmophiles » inclus dans les cellules
à lutéine du cobaye.

— *Compte rendu de la Soc. Biol.*, 1906, t. II, 272-273. Sur certaines cellules des corps jaunes chez le cobaye. *Compte rendu Soc. Biol.*, 6 avril 1906.

— Notes cytologiques sur un corps jaune de grossesse chez la femme.
Assoc. des Anat., Nancy, 11ᵉ réunion, 1909, p. 150.

NAGEL. Das Menschl. Ei. *Arch. f. mikr. Anat.*, Bd. XXXI, 1.

NISKOUBINA. *Recherches sur la morphologie et la fonction du corps jaune de
de la grossesse.* Thèse de Nancy, 1909.

PALADINO. A propos de la question controversée de l'essence du corps
jaune. *Arch. ital. de Biol.*, I, XXXIV, 1903.

PFLUGER. *Uber die Eierstöcke der Saüger und des Menschen*, Leipzig, 1863.

PINTO. Note istologische sulle modificazioni della ovare in gravidanza.
Annali di Ostet. e Gynecol., 1905.

PRENANT. Sur le protoplasma supérieur archoplasme, kinoplasme,
ergastoplasme).

— Étude critique, *Journal de l'anatomie et de la physiologie*, 1898, p. 657 ;
1899, pp. 52, 168, 409 et 619.

— De la valeur morphologique du corps jaune, son action physiologique
et thérapeutique possible, *Revue gén. des Sciences*, 1898, p. 648.

RABL. Beitrag zur Histologie des Eiestöckes des Menschen u. der Saügetiere nebst Bemerkungen über die Bildung von Hyalin ein Pigment. *Anat. Hefte*, 1898, Bd XV.

REGAUD et POLICARD. Notes histologiques sur l'ovaire des mammifères. *Compte rendu Assoc. des Anat.*, Lyon, 1901.

— Phénomènes sécrétoires, formations ergastoplasmiques, participation du noyau à la sécrétion dans les cellules des corps jaunes chez le Hérisson. *Compte rendu Soc. de Biol.*, 1901, pp. 470.

SANDES (F.-P.). The corpus luteum of Dasyarus viverrinus. *Linnean Soc. New South Wales*, 15, *Taf. Proc.*, 1903.

SCHOTTLANDER J. Ueber den Graaf'schen Follikel seine Entstehung beim Menschen u. Saügetieren. *Arch. f. mikr. Anat.*, vol. XLI 1893.

SCHULIN (K.). Zur Morphologie des Ovarium. *Arch. f. mikr. Anat.*, vol. XIX, 1881.

SCHRŒN. Beitrage zur Kenntniss der Anatomie und Physiologie des Eierstocks der Saügetiere. *Zeit. wiss. Zool.*, vol. XII, 1863.

SOBOTTA J. Ueber die Bieldlung des Corpus luteum beim Kaninchen. *Anat. Hefte*, Bd. XXVI, Hft. VIII. 1897.

— Noch. einmal zur Frage des Corp. lut. *Arch. f. mikr. Anat.*, vol. XXXIII. 1883.

— Ueber die Entstehung des Corp. lut. der Saügetiere. *Ergeb. Anat. u. Entw. Gesch.*, vol. IX, 1901.

— Ueber die Entstehung des Corpus luteum der Saügetiere. *Ergeb. Anat. u. Entw.*, vol. VIII, 1898.

— Das Wesen die Entwicklung u. die Funktion des Corpus luteum. *Sitz. Phys. med. Gesell.*, Würzburg 1904.

— Ueber die Bildung des Corpus luteum bei der Maus. *Arch. für mikr. Anatomie*, Bd. XLVII, 1896.

— Noch einmal zür Frage der Bildung der Corpus luteum. *Arch. f. mikr. Anat.* Bd. LIII, 1898.

— Ueber das Corpus luteum der Saügetiere. *Verh. Anat. Gesell.* Tübingen. 1899.

— Die Befruchtung und Furchtung des Eies der Maus. *Arch. f. mikr. Anat.*, Bd. XLV, 1895.

— Ueber die Bildung des Corpus luteum beim Meerschweinchen. *Anat. Hefte*, vol. XXXII, 1906.

SPIEGELBERG. Ueber die Bildung u. Bedeutung des gelben Körpers im Eierstock. *Mon. Geb. und Gyn.*, vol. XXVI, 1865.

STRATZ. *Der geschlechtsreife Saügetiereierstock*, La Haye 1898.

STRICHT van der. La ponte ovarique et l'histogénèse du corps jaune, *Bull. Acad. Belg.*, Sér. 4, t. XV, 1901.

— La rupture du follicule ovarique et l'histogénèse du corps jaune. *Compte rendu Assoc. Anat.*, Lyon 1901.

— Le corps jaune chez la femme. *Compte rendu Ass. Anat.*, Paris, 1899, 32.

WAGNER. Bemerkungen über der Eierstock und den gelben Körpe. *Arch. f. Anat. und Physiol.*, 1 Abht, 1879.

WALDEYER. *Eierstock und Ei.* Leipzig, 1870.

PHYSIOLOGIE

ANCEL et BOUIN. Recherches sur les fonctions du corps jaune gestatif. *Journal de physiologie et de pathologie générale,* janvier 1910.

BAR. *Leçons de Pathologie obstétricale.* Paris, 1907

BEARD. *The Span of gestation and the cause of the birth.* Iéna, 1897.

BOUIN ET ANCEL (P.). Le développement de la glande mammaire est déterminé par le corps jaune. *Société de Biol.* 6 novembre 1909.

DUBREUIL et REGAUD. Etats successifs de l'utérus chez le même sujet aux diverses phases de la période prégravidique. *Société de Biol.,* 13 mai 1909.

BIRNBAUM. Blasen-mole bei einem Zwellingsei u Luteinzellen verlagerung in einem Blasen molen ovarium. *Monatschr. f. Geburt. u. Gyn.,* Bd. XIX, 2, 1904.

ELIS ESSEN MULLER. *Zentrabl. f. Gyn.,* 1904, n° 28.

FERENCZI. Neuer Versuch. der Erklärung der Menstruation. *Gyógyászat,* 1900, n° 32. *Centralbl. f. Gyn.,* 1901, S. 1068.

FIEUX et MAURIAC. De la possibilité d'une toxémie villeuse et d'un séro-diagnostic de la grossesse, dans les premiers mois de la gestation. *Annales d'Obstétrique et de Gyn.,* février 1910.

FRAENKEL. Experiment. Uters. über die Funktion des Corpus luteum. *Verhandl. cl. medizin sekt d. Schles. ges. f. vater. Kultur,* 1901.

— Versuche über die Einfluss der Ovarien auf die Insertion des Eies. *Verhandl. der deutsch Ges. f. Gyn.,* Giessen. 1901.

— Die Funktion des Corpus luteums. *Arch. f. Gyn.,* Bd. 68, 2, 1903.

— Weitere Milleil. über die Funktion des Corpus. *Sitzungsber. der Gyn. Ges. in Wien,* 15 décembre 1903.

— Weitere Experimente über die Funktion des Corpus lut. *Verh. Geb. Gyn. Gesell.* Wien, 1903.

— Zur Pathologie des Corpus luteum. *Arch. f. Gyn.,* Bd LVII.

FRAENKEL und COHN. Experimentelle Untersuchungen über den Einfluss des Corpus lut. auf die Insertion des Eies. *Anat. Anzeiger,* Bd. XX, 1902. *Arch. f. Gyn.,* Bd. LXVIII, 1903.

— Exper. Untersuchung. über den Einfluss des Corp. lut. auf die Insertion des Eies. *Anat. Anzeiger,* Bd. XX, 1901.

— Weitere Mitteilungen über die Funktion des Corpus luteum. *Centralbl. f. Gyn.,* s. 621 u 661, 1904.

GOEBEL. Beitrag zur Anatomie und Aetiologie der Graviditas tubaria an der Hand eines Präparates von Blasenmole. *Arch. f. Gyn.,* Bd LV, s. 658.

GRÉGORINI. De hydrope uteri et hydatibus in utero visis aut ab eo exclusis. *Diss. Halse,* 1715.

HALBAN. *Bericht der Sitzung der Geb. Gyn. Ges. in Wien,* 15, XII, 1903. *Centralbl. f. Gyn.* p. 628, 1904.

HOHL. *Lehrbuch der Geburtshülfe.* 1855, s. 393.

Hitschmann. *Sitzungsbericht der Geb. Gyn. G's. zu Wien*, vom 15 XII 1903. *Centralbl. f. Gyn.*, 1904, p. 659.

Ihm. Die Bedeutung des Corpus luteum. *Monatschrift für Geburtshülfe und Gynäkologie*, Bd. XXI. 1905, pp. 515 et 779.

Jaffé. Blasenmole und Eierstock, ein Beitrag zur Pathologie des Corpus luteum. *Arch. f. Gyn.*, Bd LXX, 1903.

Krebs. Chorionepitheliom und ovarialtumor. *Centralbl. f. Gyn*, nᶜ 44, 1903.

Lambert. Sur l'action des extraits du corps jaune de l'ovaire. *Soc. biol.*, 12 janvier 1907.

Lane Claypton et Starling. *Proceed. of the Royal Soc.*, vol. LXXVII, p. 505.

Lebreton. Corps jaune et auto-intoxication gravidique. *Société de biologie*. Paris. Séance du 9 juillet 1899.

Livon. Sécrétions internes. Glandes hypertensives et hypotensives. *Soc. biol.*, 22 et 29 janvier 1898.

Loisel. Les Phénomènes de sécrétion dans les glandes génitales. *Journ. de l'Anat. et de la Physiol.*, 1904-05.

Magnus. Bedeutung des Corpus luteum für die Schwangerschaft. *Worsk. Mag. for Lägevid.* 1909, p. 438. *Centralb. f. Gyn.*, 1902, s. 911.

Mandl. Beitrag zur Kenntniss der Funktion der weibl.chen Keimdrüse Chrobaks Festchrift. Wien, 1903. *Verhandlung der Geb. Gyn. Gesellsch. zu Wien*. 13 der 1903. *Centralbl. f. Gyn.*, 1904, s. 632.

Mainzer. Die doppelseitige Ovariotomie bei Schwangeren. *Münch. med. Wochenschr.*, 1895, n° 48.

Marchand. Ueber den Bau der Blasenmole. *Zeitschr. f. Geb. u. Gyn.* Bd. XXXII, 1895, s. 405.

Merckel. Doppelseitige Ovariotomie in der Schwangeschaft. *Münch. med. Wochenschr.*, 1895, n° 37.

Niskoubina. *Recherches sur la morphologie et les fonctions du corps jaune de la grossesse*. Thèse de Nancy, 1909.

Opitz. Ueber die Ursachen der Ausiedelung des Eies im Eileiter. *Zeitschrift f. Geb. u. Gyn.* Bd. XLVIII, 1903.

Pinard. Des vomissements de la gestation. *Annales d'Obstétrique et de Gynécologie*, août 1909.

Pick. Zur Frage der Eierstocksveränderungen bei Blasenmole. *Centralbl. f. Gyn.*, n° 34, 1903.

Poten und Wassmer. Beginnendes Syncytium mit Metastasen beobachtet bei Blasenmolenschwangerschaft. *Arch. f. Gyn.* Bd. LXI, 1900, s. 266.

Prenant. De la valeur morphologique du corps jaune. Son action physiologique et thérapeutique possible. *Rev. gén. des Sciences*, 30 août 1898.

Routh. Uber die Kastration der Frauen. *Prov. med. Journ. Leicester*, 1994. *Centralbl. f. Gyn.*, 1875, s. 1027.

Runge. Ueber die Veränderungen der Ovarien bie syncytialen Tumoren und Blasenmole zugleich ein Beitrag zur Histogenese der Luteinzellen. *Arch. f. Gyn.* Bd LXIX, Hft. 1, 1903.

Schaller und Pförringer. Zur Kenntniss der vom Corpus Luteum aus gebenden Neubildungen. *Hegars Beiträge zur Geb. u. Gyn.* 1899. Bd II, s. 91.

Skrobansky. Beitrag zur Immumesierung mit Eierstock. *Münch med. Wochenschr.*, 1903, p. 1913.

Sokoloff. Experimentelle Beiträge zur Frage über die Wirkung der Eierstocksextirpation auf die Schwangerschaft. *Central. für Gyn.*, 1896.

Stœkel. Uber die cystische Degeneration der Ovarien bei Blasenmole zugleich ein Beitrag zur Histogenese der Luteinzelle. *Festschr. f. g. Fritsch.*, 1901, s. 136.

Villemin (F,). *Le Corps jaune considéré comme glande à sécrétion interne de l'ovaire* (Paris, Doin, 1908).

— Sur l'action physiologique des injections intra-vasculaires d'extrait de corps jaunes. *Société de Biologie*, 21 mai 1910.

TABLE DES MATIERES

2787. — Tours, imprimerie E. ARRAULT et Cie.

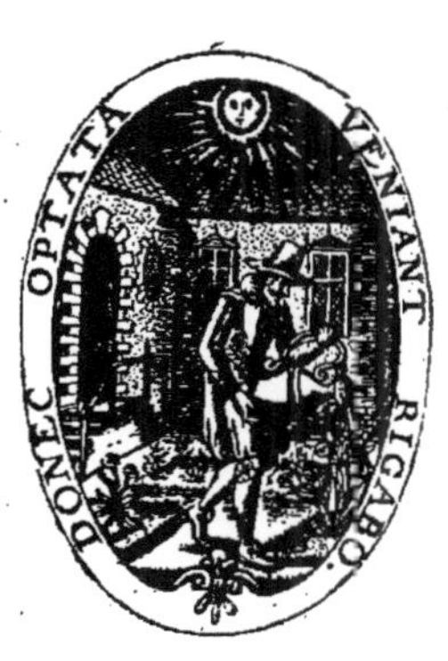

TOURS, IMPRIMERIE E. ARRAULT ET Cie

9 782014 077230